JN107435

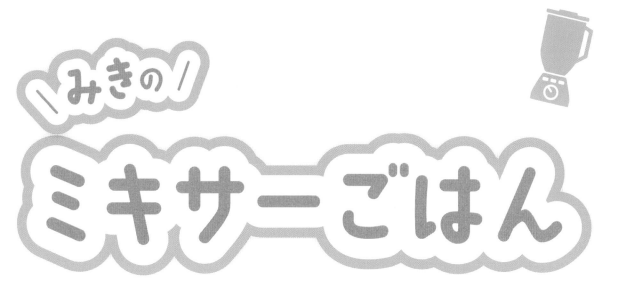

みきの ミキサーごはん

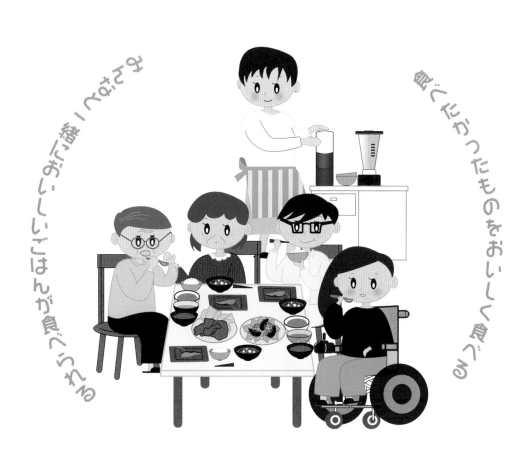

みんなと一番においしいごはんが食べられる

食べたかったものをおいしく食べる

藤原 美紀　土方 裕美　岩波 君代

鳥影社

はじめに

いきなりですが、あなたは「カップラーメン」をミキサーにかけたことはありますか？
私はあります。

　人は一生を過ごす中で〝食べる〟ことに多くの時間をかけているのではないでしょうか？
　私は、美味しいものを食べることは、生きていく中での楽しみのひとつだと思います。
　そして食事は、人と人をつなぐかけ橋の役割をしてくれます。
　家、カフェ、レストラン、青空の下などさまざまな場面で、大切な家族や友人と共に食事をする時間は温かく幸せで、そのような人との関わりは人生を豊かにしてくれる気がします。

　でも、ある日突然、食べ物を自分で飲み込む力が弱くなり、私はそのかけ橋を失いました。
　私にとっての大事なコミュニケーション手段であった食事が普通に飲み込めなくなるということは、私の心と体にとって、とてもつらい出来事でした。

　皆さんの中には「ミキサー食」という言葉を聞いたことがある方もいらっしゃると思います。
　何らかの原因によって飲み込むことが困難になった場合に、病院の診断で、市販の介護食・経管栄養食の使用や、食事をミキサーにかけて食べることや、胃ろうの手術とミキサー食を併用した食事の摂り方などを勧められたりすることがあります。
　そして実際に経験してみて、それらの食事の「美味しさ」や「食べやすさ」に満足ができなかった方は「ミキサー食や介護食品＝ドロドロした味気ない病人食」というイメージをもってしまうでしょう。そして、食べたことがなくても一般的に、そのようなマイナスなイメージを持っている方はとても多いと思います。

　私の場合は、当時入所していた施設でミキサー食が出されましたが、それさえも飲み込めないという経験をし、「もう食べることができないのだ」と思い、人生が終わってしまったような気持ちになりました。

　でもしばらくして、そうではないことに気付きました。
　どんな状況でも、食べるための工夫と、どのようにしたら食べたいものが美味しく食べられるか、周りの人たちの理解や協力が得られれば、食べたいものが食べられる可能性はグッと広がるのです。でも、そのことをまだ知らない人たちがいます。

　ここに書いておきたいことが一つあります。
　それは私が大切にしている「こだわり」についてです。

1

小さなことと思われるかもしれないのですが、ミキサーにかけた食事は、皆さんと同じように私にとっても毎日食べる「ごはん」なので、あまり特別な食事に聞こえる響きは避けたい思いがあり、私は自分の食事を「ミキサー食」と言わずに、あえて『**ミキサーごはん**』と呼んでいます。

　私は栄養学や調理学を学んだわけではなく、ただの「美味しい物が食べたい人」の一人として、こだわりをもってひたすら「美味しいミキサーごはん」を作ってきたので、もはやこの道では、誰よりも職人級だと思っています。

　味は我慢！　の栄養中心の食事療法ならいくらでもあるでしょう。

　でも、そのような食事ばかりを食べていると、食事が味気なく感じられるようになります。

　そうではなくて、ごく普通の家庭料理と同じような、栄養と味を考えたもので、自分が "美味しい" と感じられるごはんが食べたいのです。

　私は毎日のごはん作りで、その日に食べたいものを決めて、ミキサーを使って自分の飲み込みやすさに合わせて調理をしています。

　そうすることで食べたいもののほとんどが食べられるようになった方法を、皆さんにも本書でご紹介したいと思っています。

　あわせて、ミキサーがうまくかけられない食材もあるので、それらについてもお伝えします。

　ミキサーをうまく使いこなすことで、あきらめていた食事を食べられる人が増え、また、家族や周りの人と一緒に食事を楽しめる人も増えるのではないでしょうか。

　飲み込みが上手くできない当事者である私が、私なりのやり方をお伝えすることで、今まさに食事で悩んでいる人や、その人を支えている人、そして飲食に関わる全ての人に、"誰もが食べられる食事" について柔軟に考えてもらうためのヒントになればと思い、この本を作成しました。

「作り方が難しそう・・・」と感じているあなたに、毎日作るものだからこそ、できるだけ無理なく美味しくできる方法をお伝えし、ひとりひとりの "食べたい" を応援したいのです。

　ミキサーごはんの調理のポイントは、食べたい料理をどのような感じのペースト状にするか、自分の好みや飲み込みの状況によって調整することにあります。

　よく、「カップラーメンやお寿司、ハンバーガーとかもミキサーできるの？」と聞かれることがあります。

できます！

　やってみればそう難しいものではありません。

　レシピを見ながら、さっそく試してみませんか？

もくじ

3

ミキサーごはんの
基本知識

ここでは、食材ごとにミキサーにかける方法を紹介します。
これはあくまでも私の飲み込みを基準にしているので、
全ての人に当てはまるわけではないですが、
長年私なりにミキサーごはん作りの経験でつちかってきた調理法です。
この基本知識さえ知っておけば、素材の特徴を知ることができ、
いろいろな食材を合わせた料理でも、美味しく食べやすく仕上げることができます。

ぜひ、参考にしてみてください。

ミキサーにかけるための食材別一覧

水・お湯・だし汁・スープなどの水分

　水分は、ミキサーごはんを作るのに欠かせない要素の一つ。それぞれの人の飲み込みやすさに合わせた量の水分を料理に加えてミキサーにかけることで、飲み込みやすくなります。

> **アドバイス**
> 何度かミキサーごはんを作ると、飲み込みやすい水分量が感覚で分かるようになります。水分を食材に加えても、料理そのものに近い味で、それほど味が薄く感じることもありません。

醤油・塩・たれ・ソースなどの調味料

　料理の味付けは、主に料理の表面にされているので、ミキサーにかけるときに、表面のたれなどの味付け部分を多めに、味が薄い具や身の量を少なめに取ってミキサーにかけると、味のバランスが整います。そしてもう一つの食べ方として、ミキサーした料理の上から調味料をかけると、舌に直接味を感じて満足感を得られるので、美味しく食べられて、塩分を控えることもできます。

> **アドバイス**
> 好きな食べ物は、よく味わっていただきたくなります。味わいたい部分を別にミキサーしてから、ミキサーした料理の上にかけて、混ぜずに器に盛り付けると、一段と味を感じられます。

★ミートソースパスタ▶ P37　　★鶏肉のネギ塩▶ P56

ごはん・お粥

　ミキサーにかけた白米のごはんは、主食として食べることができるだけでなく、飲み込みやすくなめらかなミキサーごはんを作るための、つなぎとしても使える万能な食材です。

> **アドバイス**
> つなぎとしては、ミキサーにかけてもザラつきが残る食材や料理に加えることで、なめらかにでき、それぞれの飲み込みの状態に合わせた量のごはんと水分を加えることで、飲み込みやすく調整することができます。食材と食材をつなぐ糊のような役目をし、トロミ剤を使わずともとろみが付き、味も自然で、飲み込みやすくなります。

とろみアドバイス

・他に食材のつなぎとして、麺類・いも・かぼちゃ・豆腐・オクラ・少量のゼラチンなども使えます。

・水溶き片栗粉を入れて、火を通してとろみをつけることもできます。

・山いも、なめこなど、食材によっては、つなぎを使わなくても、ミキサーにかければなめらかになるものもあります。

★シラスと卵の雑炊▶ P32　　★ブリの照り焼き▶ P42　　★イワシの生姜煮▶ P64

麺類（うどん・そば・スパゲティ・焼きそばなど）

麺類は、小麦粉やそば粉などの粉から作られているので、そのままミキサーにかけると水分を吸い、粘り気が出ます。ちょうど良い飲み込みやすさにするためには、麺の量を少なめにし、水分を多めに加えて、ミキサーにかけることが必要です。

アドバイス

ミキサーにかけた麺類に、後から汁やソースをかけると、食材の舌ざわりや味の違いが楽しめます。ミキサーにかけた薬味をのせても美味しく食べられます。

★ミートソースパスタ▶ P37　　★焼きうどん▶ P41

粉もの（お好み焼き・たこ焼き・もんじゃ焼き）

粉もの料理は、麺と同じく小麦粉などの粉から作られていますが、ミキサーにかけた時に出る粘り気は、麺ほどではありません。中に入れる具材によって必要になる水分量は変わります。キャベツなど野菜が多めの場合には、野菜から水分が出るので、そのぶん加える水分を調整します。

アドバイス

たこ焼きに入っているタコは、ミキサーにかけると機械の故障の原因になるので、なるべくミキサーにはかけないようにしましょう。

　※ミキリーにかけられない食材→『ミキサーごはんの基本知識』魚介類参照

加工食品

■こんにゃく・しらたき

プリッとしていて弾力がある食品ですが、ミキサーにかけると食感は楽しめません。単品をミキサーにかけるときは、こんにゃくの量を少なめ、水や煮汁などを多めに入れて、少し長めの時間ミキサーにかけると、きれいなペーストになります。

例えば、おでんのこんにゃくを食べるときは、お好きな具材と一緒につゆを加えてミキサーにかけるという食べ方もあります。

■魚の練り物
（ちくわ・はんぺん・かまぼこ・さつま揚げ・魚肉ソーセージ）

魚類を加熱したものは、ミキサーにかけても食感にザラつきが残ります。飲み込みづらい方は少量のごはんを加えると、なめらかなペースト状になります。

■加工肉
（ソーセージ・ハム・ベーコン）

ソーセージ・サラミは挽いた肉を羊や豚の腸に詰めた物、ハム・ベーコンはスパイスで味付けした肉を塩漬けして干して、更に燻製して水分を抜いた物なので（いろいろな工程がありますが）、どれも表面の皮や硬い部分が、ミキサーにかけても残りやすいです。

料理に風味をつけたい場合は、皮付きのまま焼いたり煮たりしてください。料理の中から取り出しやすくするため、チョリソーやハーブ入りなど、大きめのソーセージを入れると良いでしょう。

調理後のソーセージは、皮付きの場合、皮に切り込みを入れて、中身だけを包丁やスプーンなどで掻き出してください。皮なしのソーセージを使うと、ミキサーにかけても皮が残らないので便利です。

調理をしたブロックのハム・ベーコンは、周りの硬い部分を切り取って、ミキサーにかけてください。

★そら豆と生ハムのサラダ▶ P47　　★ウィンナーとピーマンの炒め物▶ P50

■乳製品
（チーズ・ヨーグルト）

粉チーズは、料理の中に入っていても、ふりかけられていても、ミキサーにかけるとザラつきは感じますが、少量なら気にならず食べられます。ピザに使われているチーズや、スライスチーズなどのとろける加工をされたタイプのチーズは、熱を加えるとガムのように固まり、ミキサーにかけるとザラついて飲み込みづらいです。食べたい場合は、チーズの部分を少量にして食べてください。火を通すと硬くなるので、伸びるチーズは要注

意です。その他のチーズなら食べられるものがたくさんあるので、試してみてください。ヨーグルトは、舌でつぶす必要がない固さであればそのまま食べられますが、ギリシャヨーグルトや水切りヨーグルトのような固さのあるヨーグルトは、それぞれの飲み込みの状態に合わせた量の水や牛乳を入れてミキサーにかけ、なめらかにすると良いでしょう。アロエ・ナタデココや丸ごとのブルーベリーが入っている場合、ミキサーでは完全なペーストにはならないので、漉し器で漉してから食べることをお勧めします。いちご・りんご・マンゴー・みかん・パイナップルなどは少量であれば、それぞれ好みの組み合わせでヨーグルトと一緒にミキサーにかけられます。

■大豆加工食品
（木綿豆腐・絹ごし豆腐・こうや豆腐・がんもどき・厚揚げ・油揚げ）

絹ごし豆腐は、ミキサーにかけると空気を含んでフワフワな軽い食感になります。

木綿豆腐・こうや豆腐は水分を抜いて作られているため、弾力性があり、モッタリと重い食感になるので、飲み込みづらい方は水分を多めにしてミキサーにかけると良いでしょう。

油揚げは薄く切った豆腐を揚げたものなので、火の通り方によっては表面の部分がフィルムのような硬い膜のようになりやすく、ミキサーにかけるとザラッとした舌ざわりになります。例えば、私はお味噌汁に入れてミキサーにかけたものを、漉し器で漉します。お稲荷さんの場合は、油揚げの量を半分にして、中のごはんを全部使ってミキサーにかけるとザラつきが気にならないでしょう。

がんもどき・厚揚げは、それぞれの飲み込みに合わせて、だし汁と水分やごはんなどのつなぎを加えると良いでしょう。

★冷やっこ（マヨポン和え）▶ P61

パン

　ミキサーにかける時には多めの水分が必要になります。パンはいろいろな種類の粉で作られているので、粉の調合や調理方法によって、ミキサーに入れる水分量が変わります。フランスパンやベーグルのような硬いパンほど、生地の粘りが強いので、水分量が必要になります。サンドイッチのように、薄めのパンにハムや野菜が挟まれたものなら、加える水分が少なめでも良いでしょう。

★サンドイッチ▶ P44

鶏卵

　生の卵黄の外側には薄い膜があり、内側には濃厚で少しの粘り気のある液体があります。生の卵白の水っぽい部分は飲み込みやすいですが、プルプルとした弾力がある部分は、飲み込む時につながって入ってしまい、喉で切れにくいので注意が必要です。加熱すると固くなり、粘り気とザラつきが出るので注意が必要です。

アドバイス

卵黄を生食する場合……生の卵黄の表面の薄い膜が喉に引っかかりやすいので、軽くミキサーにかけると飲み込みやすくなります。卵黄をミキサーにかける場合、卵黄一つ分だけでは少量でミキサーにかかりづらいので、卵黄がいくつか必要になってしまいます。水やだし汁などを入れてミキサーにかけると良いでしょう。ミキサーにかけずに卵黄だけ食べるときは、プチッと膜を割って、中のトロっとした部分をスプーンですくって食べると良いでしょう。

卵白を生食する場合……生の卵白は弾力があるため、飲み込む時につながって入ってしまい、喉で切れにくいので、軽くミキサーにかけると卵白が細かく切れて、飲み込みやすくなります。卵白がつながった状態でうまく切れないと喉に詰まりやすく、人によっては気管に入り、むせる危険性があるので注意してください。ミキサーにかけずに食べたい場合は、箸で卵白の部分を何度も持ち上げて切って食べると良いでしょう。

卵に火を通す場合……火を通しすぎると固くなりミキサーにかかりづらくなるので、少しの加熱で柔らかく仕上げると良いでしょう。スープなど水分の多くある料理でも、加熱すると卵の塊が残りやすいので、ミキサーにかけてから漉し器で漉すと、なめらかになります。卵焼き・オムレツなどはごはんを加えてミキサーにかけると喉ごしが良くなります。

★親子丼 ▶ P33

魚卵（魚の卵巣）

　明太子やシシャモなどの小さい粒が密集した卵は、外側をおおう膜が丈夫で硬く、舌にのせたときにザラつきがあります。飲み込みが難しくそのまま食べられなければ、皮ごと焼いたものに炊いたごはんと水分を加えてミキサーにかけると、なめらかなペーストができます。

　粒の大きなイクラは、表面にある薄い膜がミキサーにかけてもペーストになりきらず、細かくなった膜が喉に引っかかります。飲み込みが難しいと思う方は、ごはんと一緒にミキサーにかけて食べると飲み込みやすくなります。私のおすすめは、ミキサーにはかけずに粒を漉し器の上からスプーンで潰して、中身を出して食べる方法です。これなら、イクラの味をダイレクトに感じられ、美味しく食べられます。★おにぎり（焼きたらこの具）▶ P38

肉（加熱調理したもの）

■牛肉

加熱した牛肉は繊維が強くミキサーにかかりにくいので、肉のみを入れると繊維が絡まり、機械が回らなくなります。多めの水や煮汁に少量のごはんやうどん、豆腐などを合わせることでなめらかなペーストになります。

> ### アドバイス
> 料理の牛すじはいくら煮込んでもすじの部分が硬く、一般家庭用ミキサーでは、繊維が絡まってミキサーに負担がかかるので、完全なペーストは難しいと思います。牛すじを少量にして、ごはんなどのつなぎを多めに加えれば食べられるかもしれません。

★牛肉野菜巻き ▶ P55

■豚肉

脂身が多くて柔らかく、ミキサーにかけやすいですが、できるだけ筋に切り込みを入れるか、取り除いて調理し、水や煮汁などを加えてミキサーにかけます。

> ### アドバイス
> 豚肉は脂身が少なすぎるとザラっとしてしまい、多いと水っぽくなるので、適度に脂身がある部位を選ぶとうまくペーストできますが、食べる方のお好みで調整してください。

★豚肉の生姜焼き ▶ P59　　　★とんかつ ▶ P68

■鶏肉

鶏肉ではむね肉が一番なめらかなペーストになりやすいです。もも・むね・ささみの各部分は、脂肪分によって加える水分量が変わります。鶏肉の肉質は柔らかでほぐれやすく、肉類の中では一番ミキサーにかけやすいです。ただし、もも肉は、軟骨や筋が皮と身の間に多いので、飲み込む際に注意が必要です。

> ### アドバイス
> ささみ……ささみには大きい筋が一本あり、ミキサーにかけてもその筋が残るので、完全なペーストにはなりません。調理前に身と身の間にある筋を取り除けば、なめらかなペーストになります。
> また、火加減も重要です。ささみは脂肪が少なく身が締まっているので、火を通しすぎると、身が硬くなりミキサーにかけても残ることがあります。その場合は、つなぎにごはんやとろけないタイプのチーズを加えてミキサーに

かけるとなめらかになります。

ささみだけでミキサーにかけるときは、水分を多めに加えると良いでしょう。ささみと生野菜を合わせる場合は、ささみの量を少なめにして、水分とお酢、ごま油、ドレッシングなどの液体調味料でなめらかさを調節します。飲み込みが難しい人は、更に水分を多めにし、ごはんなどのつなぎを少なめに加えてミキサーにかけ、漉し器で漉すと良いでしょう。

もも肉……もも肉には、皮と身の間に大小たくさんの筋と軟骨がありますが、それらはミキサーにかけると嚥下障害がない人には気付きにくい軟骨のザラザラや、筋のプチプチとした感触となって喉に残り、飲み込みづらさを感じます。ミキサーにかける前には包丁でできるだけ丁寧に取り除いてください。取り除いた後に、ミキサーにかけて、更に漉し器でしっかり取り除くのがおすすめです。

しかし、それらを包丁で取り除こうとすると皮も取れてしまい、旨みの多くある皮が好きな人にとっては残念なところなのですが、外れた皮も一緒に調理して大丈夫です。ただ、一枚肉で作る料理では、例えば皮が肉に付いていることで皮目から焼くときなどに肉の重みでしっかりと均一に熱が通り、パリッと仕上がりにできるので、その場合には皮と身を爪楊枝で留めて調理すると上手くいくと思います。

出来合いのから揚げなどを食べたい場合は、筋や軟骨が残っている場合がありますが、ペーストの濃度が高いと、漉し器の網目を通りづらいので、水分を多めに加えるとうまく漉せます。

むね肉……むね肉には、筋や軟骨はほぼないので、安心して食べられます。

★親子丼 ▶ P33　　★鶏肉のネギ塩 ▶ P56　　★焼き鳥（串付き） ▶ P67

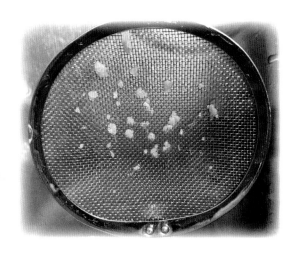

もも肉をミキサーした後に
漉し器で漉して残った筋や軟骨

魚介類

■刺身

生の魚は、ミキサーにかけるとねっとりとした粘り気が出ます。

中でも、ハマチ・ブリ・サーモン・ホタテの身の部分はミキサーにかけやすいです。

マグロには筋があるので、ミキサーにかけるのは難しいですが、取り除けばミキサーにかけられます。骨に付いた状態の中落ちの、筋のない部分を自分の目で見ながら選ぶことができれば、そのままミキサーにかけて食べられるかもしれません。

タコ・イカ・貝(ヒモの部分)は、ゴムのように弾力があって硬いため、一般家庭用ミキサーでの完全なペースト化はかなり難しく、ミキサーの刃に負担がかかるので、基本的にはおすすめしません。

アドバイス

ミキサーにかけるのが難しいもの：タコ、イカ、マグロ、貝のヒモの部分

ミキサー○Kなもの：ハマチ、ブリ、サーモン、牡蠣、ホタテの貝柱の部分

身の間に筋があるマグロは、ミキサーにかけても筋が残ってしまい、喉に引っかかりやすくなります。手間はかかりますが、筋を包丁などで取り除けばミキサーは可能です。

★ホタテのお刺身 ▶ P65   ★スモークサーモンのリエット ▶ P76

■焼き魚・煮魚

骨を取るか、骨を取り除いて売られている魚を使用するのがおすすめです。火を通した魚をミキサーにかけると食感にザラつきが残るので、ザラついて飲み込みづらい方は、少量のごはんを加えると、なめらかなペースト状になります。

アドバイス

普通の鍋やフライパンで調理した焼き魚・煮魚の骨は硬いので、ミキサーにかける前に取り除いてください。うろこを処理した皮はミキサーにかけても問題ありません。圧力鍋で調理したもの・油で揚げた魚の骨は、軟らかく崩れやすくなりますが、火の通りが弱いと骨が残ることがあるので、骨の硬さを確認し、硬ければ取り除いてからミキサーにかけてください。

★ブリの照り焼き ▶ P42   ★カレイの柚子胡椒から揚げ ▶ P43

野菜

■いも類・かぼちゃ・栗

いも類・かぼちゃは皮をむき、栗の渋皮は繊維が残りやすいので取ります。ミキサーにかけると粘り気がでて水分を吸うので、モッタリとした食感になります。いもやかぼちゃをミキサーの容器に少なめに入れ、水や煮汁などを多めに入れてミキサーにかけると、なめらかなペーストになります。

> **アドバイス**
> 繊維の多いものは、漉し器で漉すと良いでしょう。

★ポテトサラダ▶ P45　　★ヴィシソワーズ▶ P48
★鶏肉と里いもの味噌チーズ焼き▶ P75

■オクラ・やまいも

粘り気があり、なめらかなペーストになります。粘り気が強く飲み込みづらい方は、だし汁やポン酢・ごはんなどのつなぎを加えると良いでしょう。

■大根・かぶ

生の場合は、細かく切って水分を加えればミキサーにかけて食べられますが、ザラついて喉ごしはあまり良くありません。

火を通すと大根はみずみずしいですが、かぶは繊維が残りやすいので、飲み込みづらい方は、ごはんなどのつなぎを加えてミキサーにかけると良いでしょう。

★大根と豚肉の甘辛コチュジャン炒め▶ P57

■玉ねぎ

生でミキサーにかけたものは水分だけに見えますが、実際は繊維が多いので、漉すと飲み込みやすくなります。ただし、辛みが強いので注意してください。火を通した玉ねぎは、繊維が柔らかくなり、甘みが出ます。ミキサーにかけると、濃厚なペースト状になるので、それぞれの飲み込みに合わせて水分量を調節してください。

★玉ねぎとじゃがいものお味噌汁▶ P31

■長ねぎ

生でも火を通しても繊維が多いのでミキサーにかかりにくいです。漉し器で漉すか、飲み込みづらい方はごはんなど、つなぎになるものを少し加えると良いでしょう。

※薬味に使う場合は、たくさんの量をミキサーに入れないとカッターの刃にかからず、ペーストにできないので、多めに作って小分けにし、冷凍保存しておくと良いでしょう。

★鶏肉のネギ塩▶ P56　　★焼き鳥（串付き）▶ P67

■生姜

生でも火を通しても繊維が多いのでミキサーにかかりにくいです。漉し器で漉すか、飲み込みづらい方はごはんなど、つなぎになるものを少し加えると良いでしょう。

※薬味に使う場合は、たくさんの量をミキサーに入れないとカッターの刃にかからず、ペーストにできないので、多めに作って小分けにし、冷凍保存しておくと良いでしょう。あるいは市販のチューブや搾り汁を利用する方法もあります。

★豚肉の生姜焼き▶ P59　　★ピーマンのおひたし▶ P52
★冷やっこ（マヨポン和え）▶ P61

■にんにく

火を通すと柔らかくなりますが、生はザラつき、辛みが強く、食べ過ぎると胃の粘膜を荒らしてしまう可能性があり、刺激が強いので、量を調節しながら食べてください。

※薬味に使う場合は、たくさんの量をミキサーに入れないとカッターの刃にかからず、ペーストにできないので、多めに作って小分けにし、冷凍保存しておくと良いでしょう。あるいはチューブを利用する方法もあります。

★ソパ・デ・アホ（スペイン風にんにくスープ）▶ P49
★シイタケのオーブン焼き　にんにくマヨソース▶ P54

■唐辛子

辛みが強く、単独では食べづらい食材です。ごく少量を料理に加えるか、炒め物、煮物など調理の段階で、後で取り除きやすくするために大きめに切った唐辛子を入れ、ミキサーする前に必ず取り除いてください。おすすめしませんが、どうしても辛みを感じたい場合は、少量をごはんや豆腐などと一緒にミキサーにかけて、味見をしながら少しずつ辛さの調節をしてください。（ごはんや豆腐を増やすことで味が薄められます）

※ちなみに私には唐辛子が多く入ったものをペーストして、その一品が全て唐辛子味になってしまい、食べられなくなった経験があります。

■らっきょう

繊維が多くミキサーにかけてもザラつきますが、甘酢や水を多めに入れると濃厚なペーストになります。飲み込みづらい方はごはんなど他の食材と一緒にミキサーにかけて食べると良いでしょう。

■とうもろこし

表面にフィルムのような薄い皮があり、ミキサーにかけてもザラつきが残ります。とうもろこし粉を代用（使用）して解決する方法もありますが、ここでは生を使うことにこだわった作り方を紹介します。とうもろこしの粒を芯から外さずに、粒の表面を包丁で浅く削ってから、スプーンなどで芯に残った中身をえぐり出します。芯に薄皮が残り、中身だけが取れます。掻き出し方によっては薄皮が多少入ってしまうかもしれません。漉し器で漉しても喉に細かい薄皮を感じることがあれば、小麦粉を使ったポタージュスープやリゾットなどにすると、飲み込みやすくなるでしょう。

■グリーンアスパラガス

ミキサーにかけると繊維が残り、飲み込みづらいですが、なるべくみずみずしいものを選び、それぞれの飲み込みの状態に合わせて、ごはんなどのつなぎを加えてミキサーにかけると良いでしょう。

★野菜の天ぷら ▶ P60

■ごぼう・たけのこ

硬い部分が多く、圧力鍋を使うなど調理の仕方によってある程度は柔らかくなりますが、ミキサーにかけても繊維が残りやすいです。煮物料理などで繊維のない他の食材と一緒に、ごぼう・たけのこの量は少なめに加えてミキサーにかけると良いでしょう。たけのこの穂先は柔らかく、食べやすいです。

■ゴーヤ

生では繊維がありミキサーにかけるとザラザラした喉ごしになります。火を通すと柔らかくなりますが、ザラつきは残ります。ペーストにすると苦味が強くなるので、ゴーヤの量を少なめにして、ごはんや豆腐などつなぎになるものを加えて、ミキサーにかけます。繊維が気になる方は漉し器で漉すと良いでしょう。

■もやし

もやしはシャキシャキした食感が魅力の1つです。ですがミキサーにかけてしまうと、ほぼ水分と繊維しか残らず、水分は青臭さが際立つので、風味を楽しみたい方は、量を少なめに、他の食材と一緒に加えてミキサーにかけ、繊維が気になる方は漉し器で漉すと良いでしょう。

■みょうが

ほとんどが繊維質なので、単独では食べにくいです。調理に使う時は料理に少量を入れ、豆腐や脂身のある肉などのつなぎと一緒にミキサーにかけて、飲み込みやすくすると良いでしょう。

■葉物野菜
（キャベツ・白菜・小松菜・チンゲン菜・ほうれん草・
春菊・にら・レタスなど）

葉もの類は、生でも火を通しても繊維が多く、葉ものだけをミキサーにかけると、繊維と水分に分離します。食感はザラつき、喉に引っかかりやすく、漉し器で漉すと繊維が多く残り水分が減って、食べられる量が少なくなります。飲み込みづらい方は水・いも・かぼちゃ・豆腐・ごはんなど、つなぎになるものを少し加えることで喉ごしが良くなります。

★シラスとトマトのビネガードレッシングがけサラダ ▶ P46
★そら豆と生ハムのサラダ ▶ P47

■セロリ

生でも火を通しても繊維が多いので、なめらかなペーストになりにくいです。筋をしっかり取り、ミキサーにかけてから漉し器で漉すか、それでも飲み込みづらさを感じる方は、ごはんなどのつなぎになるものを少し加えると良いでしょう。肉や魚などの脂分の多い食材と一緒に調理し、ミキサーにかけると喉ごしが良くなります。

※一例ですが、私はセロリ少なめで牛肉と炒めて味付けをし、ごはんを多めに加えてミキサーにかけて食べます。

■にんじん

生のにんじんをミキサーにかけると、ザラッと感が出ますが、ドレッシングなど、油が入った調味料に混ぜて使うと、なめらかな口当たりになり飲み込みやすくなります。火を通したにんじんは柔らかくなり、ミキサーにかけるととろみが出て食べやすくなります。

■なす

火を通したなすをミキサーにかけるとモッタリするので、水分を多めにすると、飲み込みやすくなります。また、皮の色が点々と目立ち、長めにミキサーをかけても完全には消えませんが、飲み込みには問題ありません。不思議と喉に引っかからずに食べられます。

アドバイス
なすを漬物にすると皮の質が硬く変化し、ミキサーにかけづらくなるので、皮を切り取ってかけてください。

★豚肉と茄子のポン酢炒め ▶ P58

■ズッキーニ

ズッキーニは、生でも火を通しても、ミキサーにかけると皮の色が点々と目立ち、長めにミキサーをかけても完全には消えません。しかし、少し粘り気が出て、なめらかな口当たりになり食べやすくなります。不安な場合は皮をむいてから調理すると良いでしょう。

■ブロッコリー・カリフラワー・菜の花

生でも茹でても、つぼみの部分がザラザラしていて、ミキサーにかけても繊維が残りやすいです。漉すか、ごはんなどのつなぎを加えると飲み込みやすくなるでしょう。

■きゅうり・トマトなど

水分を多く含むので、水を加えなくてもミキサーにかけられます。種と皮はむせやすいので要注意です。ミキサーにかけても細かい繊維が残りますが、飲み込みの状態が良い方は、野菜の水分だけで飲み込めます。水分が多い野菜なので、むせやすい方は味付けしてから少量のゼラチンで柔らかめに固めて、ジュレのようにして食べるのもおすすめです。とろみづけに豆腐やごはんなどのつなぎを入れても良いでしょう。

> ### アドバイス
> 種と皮はむせやすいので要注意。トマトは湯むきをし、種をスプーンで取ってからミキサーにかけると、繊維を気にせず食べることができます。きゅうりの種が大きくなりすぎて、飲み込みに不安を感じる方は、包丁などで取り除いてから、ミキサーにかけると良いでしょう。
> ミキサーにかかりづらく感じる場合は、ほんの数mℓの水分、またはドレッシングなどを加えると、ミキサーにかけやすくなります。

★シラスとトマトのビネガードレッシングがけサラダ ▶ P46
★キュウリのヴェリーヌ ▶ P74

■ピーマン・パプリカ

表面にフィルムのような薄い皮があり、ミキサーにかけてもザラつく繊維が残りやすいです。飲み込みづらい方は、ごはんなどのつなぎを加えるか、またはオーブンやフライパンなどで焼いて皮をむいてから調理すると良いでしょう。

★ピーマンとニンジンのきんぴら ▶ P51

■きのこ類

しいたけ・なめこは、単品でもなめらかなペーストに仕上がります。しめじ・まいたけはミキサーにかけても少しザラつくので、水・いも・豆腐・ごはんなどのつなぎを加えるとなめらかなペーストに仕上がります。ただし、エリンギ・えのきは繊維が硬く、ミキサーにかけてもザラザラ感が強く残り、つなぎを入れても喉をすべらないので、とても飲み込みにくいです。

★シイタケのオーブン焼き　にんにくマヨソース ▶ P54

■ぎんなん

柔らかく、ねっとりとしてペーストになりやすいですが、ぎんなんだけを食べる場合、少量ではミキサーにかかりにくいので多く入れなければなりません。しかし大量に食べると食中毒を起こす危険性があるので、食べ過ぎに注意してください。ぎんなんを味わいたいときは、茶わん蒸しなどに2～3個くらいを入れ、だし汁と卵だけを加えたシンプルな調理法をおすすめします。

■ごま

皮が硬く、ミキサーにかけてもザラザラしていてむせやすいです。すりごまや練りごまでも皮がザラつくので、料理に加えてつなぎになる食材と一緒にミキサーにかけると良いでしょう。

■ふき

生ではアクやえぐみが強く、繊維も硬いので、あまり食べられるところはありません。調理する場合、火を通せば多少柔らかくなりますが、筋や繊維が多くあり、なめらかなペーストにはなりません。包丁で筋をしっかり取り、更に漉し器で漉して繊維を取り除いてからミキサーにかければ食べられます。ただし食べる量は少なくなります。飲み込みづらい方は、ふきを少量にし、ごはんや豆腐などを加えてミキサーにかけると飲み込みやすくなります。

■アボカド

ミキサーにかけるとモッタリ、ねっとりします。飲み込みづらい方は、スープやレモン汁・ドレッシングなどで粘度を調整してください。例えばアボカド丼ならアボカドは少量にして、だし汁などの水分を多めにすると食べやすくなります。

■ナッツ

生でも火を通しても、ミキサーにかけるとザラザラした粒がどうしても残り、むせる原因となります。とても危険なので私はおすすめしません。ケーキなどに入ったアーモンドプードルも食べるときは注意が必要です。食べる場合は、市販の粒のない完全なペースト状のピーナッツバターやナッツクリームを選んでください。松の実は比較的柔らかいので、少量なら料理に加えてミキサーにかけて食べられます。

海藻類

■わかめ・海苔・ひじき・めかぶ

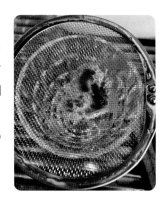

わかめ・海苔は柔らかいと思われがちですが、生でも加熱をしたものでも、ミキサーにかけると細かいフィルムのような状態になり、喉に貼り付いて詰まったり、むせたりする原因になります。

ひじき・めかぶは繊維が強いのでザラついて飲み込みにくいです。それぞれの飲み込みの状態に合わせて漉し器で漉すか、ごはんなどのつなぎを加えると良いでしょう。

■昆布・もずく

わかめ・海苔・ひじき・めかぶに比べ昆布・もずくは繊維は柔らかく、ミキサーにかけると粘り気が出ます。昆布は生食では弾力があり、ミキサーにかかりづらいので、少量にするか、煮込んだものにごはんなどのつなぎを加えると良いでしょう。もずくはミキサーに比較的かけやすいですが、飲み込みづらい方はごはんや豆腐などのつなぎを加えると食べやすいでしょう。

★もずく酢 ▶ P36　　★おにぎり（昆布の具）▶ P39

豆

■豆類1　さやごと食べる豆
　（さやえんどう・スナップえんどう・いんげん豆など）

さやごと食べる豆は、さやに硬い繊維があり、単品でミキサーにかけるとザラッとした繊維っぽさを感じます。飲み込みづらい方は水、いも、かぼちゃ、豆腐、ごはんなどのつなぎを加えると喉ごしが良くなります。

> ### アドバイス
> 豆を選ぶときは、よく見てみずみずしい若いものを選ぶようにしましょう。
> 育ちすぎているものは、筋がうまく取れず、ミキサーにかけても繊維が残り、

喉ごしが悪くなります。

■豆類2　さやから取り出した豆
（黒豆・大豆・そら豆・うずら豆・小豆・枝豆など）

皮から取り出した豆は、茹でると柔らかくなり、つぶすとねっとりとした食感になります。しかし、豆の表面にある薄皮の繊維は硬く、ミキサーにかけてもフィルムのようになって残るため、豆の薄皮は、茹でる前にできるだけ取った方が良いでしょう。豆のみでミキサーにかけるとザラつきを感じ、むせやすくなるので、水・いも・かぼちゃ・豆腐・ごはんなどのつなぎを加えると、なめらかなペーストになります。

アドバイス
大豆を加工した納豆は、ごはんと水を入れてミキサーにかけると食べられます。豆腐は少量の水を入れミキサーにかけます。

★そら豆と生ハムのサラダ▶ P47

漬物

漬物には古漬けと浅漬けがありますが、熟成した漬物のように塩分量が多いものや、干されているものは、皮と種の水分が抜けて硬いのでミキサーにかけづらいです。たくあん・梅干し（梅干しは種を取り除く）などの熟成したものが硬い場合は、皮の内側のやわらかい部分だけを刻んで、多めの水とごはんやオクラ・やまいもなど、粘りのある食材をつなぎで加えてミキサーにかけます。浅漬けのような水分量が多い漬物ならミキサーにかけられるものもあるので、水分量が多いものか確かめてからミキサーにかけてください。

アドバイス
皮と種はむせやすいので要注意。カリカリ梅は単品でのミキサーは難しいですが、少量を刻んでオクラなど他の食材と一緒に入れるとミキサーをかけられるようになります。

★奈良漬け▶ P66

果物

■いちご

いちごの種は、むせやすいので要注意です。いちごをそのままミキサーにかけても、種の薄皮が粉砕されずに残り、喉に引っかかることがあるので、飲み込みづらい方は、ミキサーにかけてから、漉し器で種を漉します。それでも種が気になる方は、ミキサーにかける前に包丁で皮ごと種の部分を丁寧に削ぎ落としてミキサーにかけてください。

★苺大福／こしあん▶ P71

■キウイ・パパイヤなど

キウイの種は、むせやすいので要注意です。キウイとパパイヤの実は、種が中心部分に多くある果物です。パパイヤの種は大きめなので、スプーンなどで取り除いてください。キウイは皮をむき、中心部分の種を包丁やスプーンなどで取り除いてください。どちらも水分は加えずに、実の部分のみをミキサーにかけると良いでしょう。

★キウイ ▶ P72

■りんご

皮をむき、芯と種を取り、ミキサーにかけます。繊維がありザラついた食感が残るので、漉し器で漉します。

> ### アドバイス
> 私の場合は、グラニュー糖・レモン汁・水（お酒が飲める人はワイン）と一緒に煮て、コンポートにしてからミキサーにかけると食べやすくなるので、よく作ります。

★リンゴと白ワインのコンポート ▶ P62

■桃

皮をむき、種を取って、水分は加えずにそのままミキサーにかけます。

■ぶどう

皮をむき、種を取り、水分は加えずにミキサーにかけます。果肉に弾力があるので、少し長めの時間ミキサーにかけると綺麗なペーストになりやすいです。

> ### アドバイス
> 種なしぶどうを選ぶと楽にミキサーにかけられます。
> ※種なしとは言っても、種が入っているものが紛れていることもあるので確認してください。

■メロン

皮から切り離し、種を取って、そのまま水分は加えずにミキサーにかけます。ほぼ水分ですが、繊維があるので、漉し器で漉すと飲み込みやすくなります。

■梨

水分がたくさんありますが、繊維が多いので、飲み込みづらい方はミキサーにかけて、更に漉し器で漉すと良いでしょう。

■柿

皮をむき、ヘタと種を取り、細かく切って、水分は加えずにミキサーにかけます。果肉が硬めなので少し長めの時間ミキサーにかけると良いです。柿が熟すとできる種の周りのプヨプヨしたゼリー状の部分も、ミキサーで簡単になめらかになります。硬い柿は、皮をむき、水などを入れてミキサーにかけると、漉し器で漉さなくてもなめらかになります。

> **アドバイス**
> 種なしの柿でも、種があるか確認して、種があったら取り除き、ミキサーにかけてください。

■みかん・伊予柑・グレープフルーツなど

外側の皮をむき、一房ずつ薄皮をむいて、種があれば取り、果肉に水分は加えずにミキサーにかけます。みかんの粒の薄い皮が残るので、漉し器で漉します。

★サングリア ▶ P77

■パイナップル

皮をむき、果肉を細かく切って、水分は加えずにミキサーにかけます。繊維が多くあるので、気になる方は、漉し器で漉すと良いでしょう。

■すいか

皮をむき、果肉を細かく切り、種を取り除きます。種を取り除く手間はかかりますが、ミキサーはかけられます。繊維が残るので、漉し器で漉すと良いでしょう。

デザート類

■パンケーキ・スポンジケーキ・
ベイクドチーズケーキ・アップルパイなど

小麦粉で作られているケーキは、材料の小麦粉の量が多いほど水分を多く吸い、ケーキの種類によってミキサーにかけるときに必要な水分の量が変わります。それぞれの飲み込みに合わせて水や牛乳などの水分を加え、ミキサーにかけ、なめらかにすると良いでしょう。

> **アドバイス**
> フルーツに種が入っている場合は、取り除いておいてください。
> 私の場合は、スポンジとクリームのケーキは、のっているフルーツの数が少なければ、フルーツを一緒にミキサーにかけます。同じフルーツが多くのっ

ていれば、フルーツだけ別にしてミキサーにかけます。いろいろな種類のフルーツがのっている場合は、ケーキとの味のバランスを考えて一緒にミキサーにかけます。ドライフルーツはミキサーには向きません。

■ムース・ババロア・レアチーズケーキなど

ムース・ババロア・レアチーズケーキなど、クリームでできているものは、柔らかければそのままでも食べられます。飲み込みづらい方は、水や牛乳などの水分で、それぞれの状態に合わせて柔らかさを調整し、ミキサーにかけると飲み込みやすくなります。
ムース・ババロア・レアチーズケーキなどの下にスポンジケーキが入っていることがあります。一緒にミキサーする食べ方もできますが、クリームとスポンジのそれぞれの食感を感じたい場合は、別々にミキサーにかけると良いでしょう。

■プリン

卵が入って熱を通したプリンは、材料の配合によって固さが変わります。水や牛乳などを入れてミキサーにかけ、なめらかなクリーム状にすると良いでしょう。
クリームなどでできたプリンは、ミキサーにかけなくてもそのままで食べられますが、飲み込みづらい方は、水や牛乳などの水分で、それぞれの状態に合わせて、柔らかさを調整し、ミキサーにかけると飲み込みやすくなります。

■アイスクリーム

アイスクリームは、そのまま口に入れて溶かしながら食べられます。冷たすぎて口の中が動かしづらくなる方は、溶かして食べても味は楽しめます。クッキーやチョコチップ、果肉など、トッピングや中に混ざっているものは、常温において少し柔らかくすると、ミキサーにうまくかかります。水や牛乳を入れると早くミキサーにかかります。ナッツはミキサーにかけても残ってしまい、むせることもあるので避けた方が良いでしょう。

★リンゴと白ワインのコンポート ▶ P62

■クッキー・ビスケット

小麦粉で作られているものは、水分を含むとねっとりとします。飲み込みの状態に合わせて水や牛乳の水分を加えミキサーして食べると良いでしょう。水分を入れすぎると、水っぽくなるので、少しずつ加えてください。チョコチップが入っているものは、ミキサーにかける時間を長めにすると、なめらかに仕上がります。胚芽などが入って作られているもの、ナッツやドライフルーツの入っているものは、ザラついて飲み込みづらくなり、むせることもあるので、避けた方が良いです。

■大福、団子、おはぎ

米粉やもち米で作られているので、ミキサーにかけると粘りが強く出ます。水を多めに入れて、時間を長めにミキサーにかけると、きれいなペーストになります。大福を丸ごとミキサーにかけると、大福のもちの部分が多いため、粘り気が強くなりミキサーが動きません。大福のもちを少なめにして、ミキサーにかけます。

アドバイス

お勧めは苺大福。水分ととろみが含まれいて、いちごの種のつぶつぶも気になりません。

★苺大福／こしあん ▶ P71
★みたらし団子 ▶ P70

■パフェ・あんみつなど

グラスにきれいに盛り付けられているパフェは美味しそうですが、それぞれ調理法の異なるものの集まりなので、そのままで食べるのは難しいです。スポンジ・コーンフレーク・バナナ・アイスクリーム・いちご・白玉・寒天・みつ豆などを一気に全部ミキサーにかけて混ぜると、味のバランスが崩れます。食べられそうな具材を選び、それぞれ好きな組み合わせでミキサーにかけてください。

私が使っている便利な道具の紹介

イワタニの「サイレントミルサー」

私は、食事のすべてにミキサーを使っています。

ミキサーといっても私の場合は、一般に売られているような、食べ物をかき回しながら砕くものでは粗くできあがってしまい、快適に飲み込めません。

なめらかで、ポタポタッと流れ落ちるようなペースト状になっていることが条件です。

しかも、そのなめらかなとろみ感は、私にとって「美味しい」と思える大事な感触でもあります。

私が使っているミキサーの本体はサイレントミルサーですが、カッター部品のみを付属の4枚刃ではなく、さらになめらかさを出す2枚刃のユニット（IFM-7C）に取り替えて使っています。

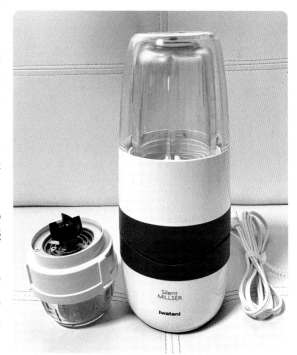

2枚刃のカッターは、少量であれば肉類までなめらかになるので、ほとんどの食事が飲み込みやすくなります。

※肉や魚をミキサーにかけるのはあくまで個人的な使い方で、メーカーが勧めているわけではありません。

とろみ加減は、水分量で微調整します（P84動画参照）。

ただ、いちごやキウイの種などすり潰しきれないものもあるので、事前に食材のチェックや、ミルサーにかけて試してみることをおすすめします。

また、カッター部品は分解できるので洗いやすく衛生的、音が静かなのでご近所への騒音の心配がなくて安心、コンパクトで置き場所に困らず、軽量で持ち歩きやすいなどの条件が私の生活に適しているため、このミキサーを使用しています。

大小揃ったミキサーカップがあるので便利に使えて、とくに、小さいカップは食材が中で散らばらず、まとまりやすいので、少量だけ作るのにとても重宝します。

※本誌の全レシピは、写真のサイレントミルサーを使用しています。

26

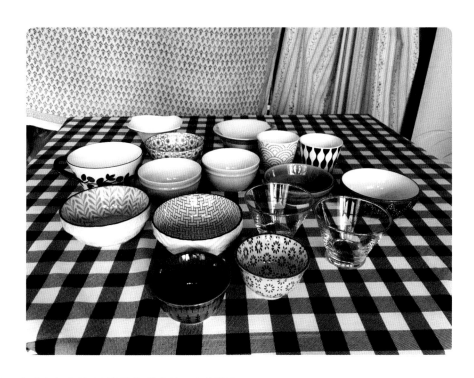

いろいろな形や模様の小鉢

食材はペーストにすると色が単色になるので、目で楽しめるような食器を揃えています。

計量カップ

ミルサーカップに水分を加えるときに注ぎやすく、入れる量も分かりやすいです。

小さめのゴムベラ

器に移しかえるとき、ミルサーカップの隅々まできれいにかき出せます。

漉し器

濃度が高くできあがったペーストの中に残ったものを取り除きたいときは網目の粗いもの（かす揚げ用など）、スープなど濃度の低い、薄くできあがったペーストの中に残ったものを取り除きたいときは網目の細かいもの（アク取り用など）を漉し器として使っています。

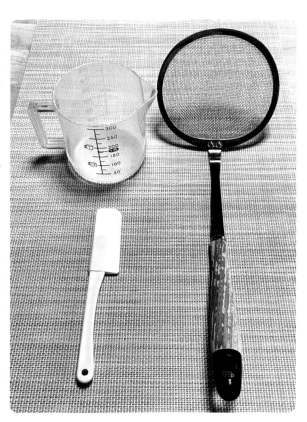

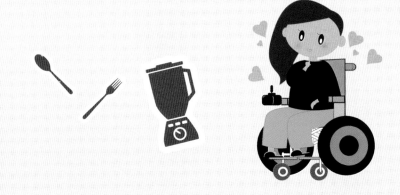

レシピ

このミキサーごはんのレシピは、普通の食事ができる方と、ミキサーにかけてごはんを食べる方が、ひとつの食卓を囲んで同じメニューで食べることを想定しています。ミキサーにかけやすい材料を選んでいるので、誰でも簡単にミキサーごはんを作ることができます。

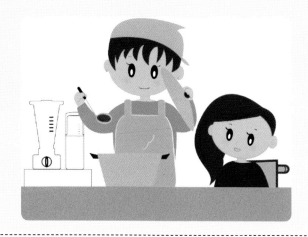

●ミキサーをかけるときのポイント●

1 食材の中に、思いもよらない繊維や種、実が硬い部分などがあるので、調理する際はよく確認して、必要に応じて取り除いてください。

2 水分は、2〜3回に分けて様子を見ながら加えてください。

3 濃度やなめらかさを調整するために、あらかじめごはんかお粥を用意しておきましょう。

4『ミキサーごはんの基本知識』を参考にして作ってください。

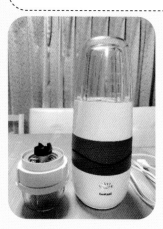

※イワタニのサイレントミルサーを使用しています。

※容器はイワタニサイレントミルサーに付属している大容器と小容器を使用しています。

※カッターの刃は、サイレントミルサー付属の4枚刃ではなく別売の2枚刃を使っています。

※このレシピには、ミキサーにかけやすい食材を使っています。

※ミキサーのかけ方の分量は、ミキサーにかけやすい少なめの1人分で作っています。

白米ごはん・・・・・・・・・・・・・・・・・・・・

材料（2人分）

米　1合

水　炊飯器の釜の1合の目盛に合わせた量

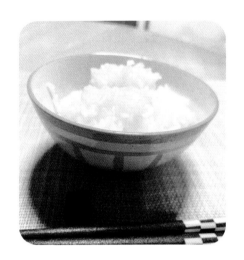

作り方

① 米1合を通常の水加減で炊く

② 炊きあがったら底から大きくふんわりかきまぜる

ミキサーのかけ方（1人分）

③ 小容器に2/3くらいの高さまでごはんを入れる

④ 水を50～60cc加える

⑤ ミキサーがまわりやすくするために、スプーンなどでごはんを軽くほぐし、米粒同士がくっつかないようにする

⑥ 蓋をして1分回す

⑦ 蓋を開けて、容器の中身が均等になるようにグルッと大きくかき回し、さらに1分回す

⑧ 器に盛ってできあがり

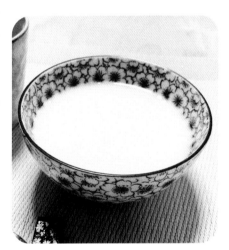

ポイントアドバイス

・食事での基本メニューである白米ごはんは、お米の銘柄や炊きあがり具合によって水の量が変わるので、お好みで調整してください。

・白米ごはんは万能で、ミキサーしても飲み込みづらい食材に加えると、つなぎの役割になり、なめらかなペーストに仕上がります。

・冷凍庫に小分けにして常備しておくと便利です。

・白米ごはんよりお粥のほうが食べやすい方はお粥をミキサーにかけると良いです。
　（ご自宅の炊飯器にお粥モードがあれば使ってみてください）

　QRコードから各レシピの電子版をご覧いただけます（PDF形式）

玉ねぎとじゃがいものお味噌汁••••

材料（2人分）
じゃがいも　1個　　玉ねぎ　1/3個
顆粒和風だし　小さじ1
味噌（こし）大さじ1　　　水500cc

作り方
① じゃがいもと玉ねぎは皮をむき、食べやすい大きさに切る
② 鍋に水を入れ、じゃがいもと玉ねぎを入れて煮る
③ じゃがいもが柔らかくなったら、顆粒和風だしを入れて、さらに加熱。味噌を加えて味を整える

ミキサーのかけ方（1人分）
④ 大容器の「MAX」のラインまで入れ、蓋をして1分回す
⑤ 蓋を開け、スプーンでグルッと大きくかき回し、さらに1分回す
⑥ 器に盛ってできあがり

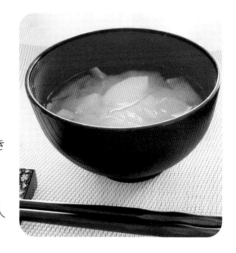

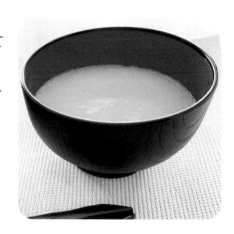

ポイントアドバイス
・中に入れる具材によっては、ミキサーにかけてもペーストになりづらいものがあります。例えば、代表的なものとして、あさりやしじみなどの貝類や、わかめなどの海藻類などがあります。特にわかめは、ミキサーをしてもペーストになりきらず残るので、飲む時には、漉し器で漉すと良いでしょう。
　※詳しくは『ミキサーごはんの基本知識』海藻類20ページへ。
・お味噌汁はいろいろな具材を入れて楽しめ、栄養を摂ることができます。
・具材と汁の量によってミキサーを回す時間を調整してください。

シラスと卵の雑炊 ●●●●●●●●●●●●●●

材料 （1人分）

ごはん（白米を炊いたもの）　100g

釜あげしらす　16g

卵　1個

水　350cc

顆粒和風だし　小さじ2

醤油　少々

小口ねぎ　少々

ごま油　適量

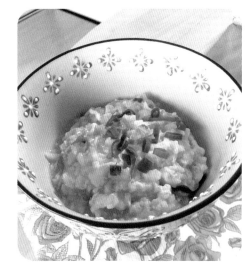

作り方

① 小鍋に、ごはんと水と顆粒和風だしを入れ、中火にかける

② 沸騰したら釜あげしらすを加えて、ごはんをお好みの柔らかさまで煮る

※ ミキサーにかけるごはんは、さらに飲み込みやすい柔らかさになるまで煮てください。

※ ごはんではなくお粥を使って雑炊を作っても良いでしょう。その場合は、レシピの水分量を調整してください。

③ 醤油を回しかけてから、ほぐした卵を回しかけて軽く混ぜ、最後に小口ねぎを散らす

ミキサーのかけ方 （1人分）

④ 大容器に雑炊50g（分量の半分くらい）を入れ、水25ccを加えて蓋をし、1分半〜2分回す

⑤ 蓋を開け、スプーンでグルッと大きくかき回し、さらに1分回す

⑥ 器に盛って、ごま油を回しかけてできあがり

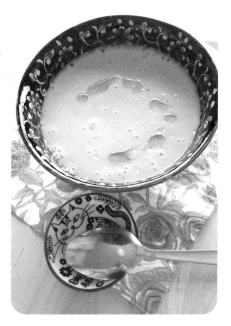

親子丼 •

材料（2人分）

玉ねぎ　1/2個　　鶏肉（もも）160g　　卵　2個

三つ葉　10〜12本（2本は飾り用）

サラダ油　少々

ごはん（あらかじめ炊いておく）

〈調味料〉

醤油　大さじ2

酒　大さじ2

みりん　大さじ2

砂糖　小さじ1

顆粒和風だし　小さじ1

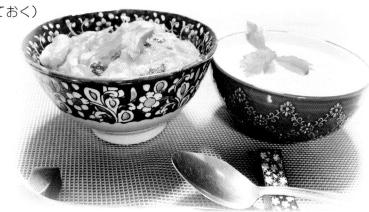

作り方

① 鶏肉はひと口大に切る。玉ねぎは食べやすい大きさのくし切り、三つ葉は5cmの長さに切る

② フライパンにサラダ油を熱し、色が変わるまで鶏肉を炒め、玉ねぎを加える

③ 玉ねぎがしんなりするまで炒めたら、〈調味料〉を加え蓋をして煮る

④ 三つ葉を入れて軽くかき混ぜ、溶いた卵を半分回し入れる。少し固まってきたら残りの卵も入れて、半熟くらいで火を止める

⑤ あらかじめ炊いておいたごはんの上に盛り、飾り用の三つ葉を添える

ミキサーのかけ方（1人分）

⑥ 小容器に親子丼の具を2/3くらいの高さまで入れ、水を25cc加えて蓋をし、1分回す

⑦ 蓋を開けて、スプーンでグルッと大きくかき回し、さらに1分回す

⑧ ミキサーした白米ごはん（P30）を器に盛り、親子丼の具を上にかけてできあがり

ポイントアドバイス

・卵は、加熱するとモッタリして飲み込みづらくなります。だし汁の水分や鶏肉から出る脂分などが喉ごしをよくするので、飲み込みやすい固さに調整してください。

　※詳しくは『ミキサーごはんの基本知識』卵（P10）、鶏肉（P11〜12）へ

・丼ものは、ごはんと調理した具を別々にミキサーして食べると、口の中で混ざり合い、丼のおいしさをより感じられるので、おすすめです。

焼き野菜カレー

いろいろな種類のカレーがありますが、ここではミキサーにかけやすい野菜のカレーをご紹介します

材料（約４〜５皿分）

豚ひき肉　100g

なす　１本

オクラ　４本

かぼちゃ　1/8 個

にんじん　1/2 本

玉ねぎ　1/2 個

じゃがいも　１個

にんにく（チューブ）　3㎝

生姜（チューブ）　3㎝

オリーブオイル　大さじ１

カレールウ　100g

インスタントコーヒー　小さじ 1/2

水　700cc

ごはん（あらかじめ炊いておく）

作り方

① 焼き野菜用にオクラ２本を縦半分、かぼちゃ厚さ５ｍｍを４切れ、なすを１㎝の輪切り、ラップをかけてレンジで１分温めたあと、フライパンにオリーブオイルを熱し、焼いておく。残りの野菜は細かく切っておく

② 鍋ににんにく、生姜、豚ひき肉を入れて炒める。玉ねぎも入れて透き通るまで炒めたら、最後に残りの野菜を全部入れ炒め合わせる

③ 水 500cc を入れて煮る。野菜が柔らかくなったらルウを入れて溶かし、インスタントコーヒーを入れて味を整える

④ お皿に炊いておいたごはんとカレー、焼き野菜を盛り付ける

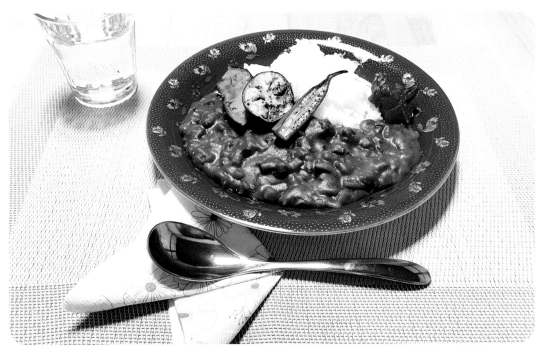

　QRコードから各レシピの電子版をご覧いただけます（PDF 形式）

ミキサーのかけ方（1人分）

〈カレー〉

⑤ 小容器にルーを 2/3 くらいの高さまで入れ、蓋をして 1 分回す。蓋を開け、スプーンでグルッと大きくかき回し、さらに 1 分回す

〈福神漬け〉

⑥ 小容器に福神漬け大さじ 4、炊いたごはん小さじ 1 を入れて、水 25cc を加えて蓋をし、1 分回す。蓋を開け、スプーンでグルッと大きくかき回し、さらに 1 分回す

〈焼き野菜〉

⑦ 小容器にかぼちゃ 1 枚半を入れて、水 50〜60cc を加え蓋をし、1 分回す。蓋を開け、スプーンでグルッと大きくかき回し、さらに 1 分回す

⑧ 小容器になす 3 枚を入れ、水 25cc を加えて蓋をし、1 分回す。蓋を開け、スプーンでグルッと大きくかき回し、さらに 1 分回す

⑨ 小容器にオクラ 4 切れを入れて、水 25cc を加えて蓋をし、1 分回す。蓋を開け、スプーンでグルッと大きくかき回し、さらに 1 分回す

〈盛り付け〉

⑩ ミキサーした白米ごはん（P30）と、カレー、焼き野菜を器に盛ってできあがり

ポイントアドバイス　〜カレーに入れる具材の話〜

・牛肉は繊維が強く、ミキサーにかけてもなめらかなペーストになりづらいので、食べたい場合は牛肉の量を少なめにしましょう。

・シーフードカレーのイカ、タコ、貝類（ヒモ部分）は硬く、ミキサーにかけるのは難しいです。

・煮込むことで牛肉もシーフードもだしの旨みが出ます。ただミキサーにはかけづらいので、ミキサーにかける前によく取り除いてください。

　※詳しくは『ミキサーごはんの基本知識』 牛肉（P11）、魚介類（P13）へ

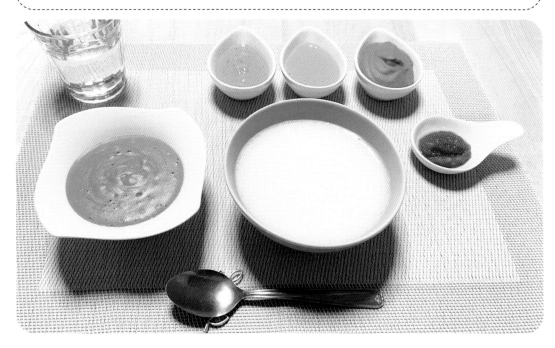

もずく酢 ・・・・・・・・・・・・・・・・・・・・・

材料（1人分）

もずく酢（市販）　60g
生姜（チューブ）　1㎝
〈トッピング〉
きゅうり（トマトでもよい）　少々

作り方

① きゅうりを飾り用に厚さ5mmくらい
　の半月切りにする
② もずく酢を器に盛り、生姜とトッピン
　グのきゅうりを上にのせる

ミキサーのかけ方（1人分）

③ 漉し器にもずく酢を入れ、お酢を半分
　くらい捨てて、小容器に移す
④ 生姜ときゅうりも入れて蓋をし、1分
　回す
⑤ 蓋を開け、スプーンでグルッと大きく
　かき回し、さらにミキサーで1分回す
※ 中身を確認して、回し足りない場合は
　さらに1分回す
⑥ 器に盛ってできあがり

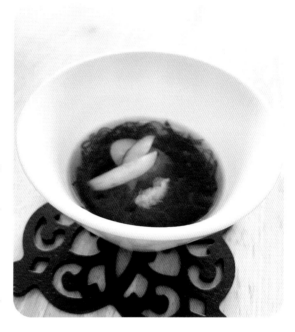

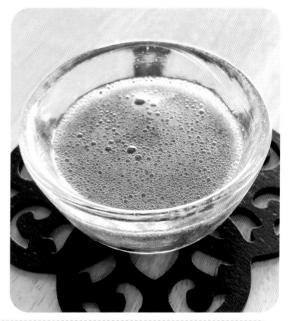

ポイントアドバイス

・海藻類にはわかめ、昆布、もずくなどがありますが、もずくはヌルヌルしたねばり成分
　が多いので少量の水分（三杯酢）などでミキサーにかけると飲み込みやすくなります。
　※詳しくは『ミキサーごはんの基本知識』海藻類 20 ページへ

もずく酢

ミートソースパスタ ● ● ● ● ● ● ● ● ● ● ●

- ●サラダスパゲティは、ミキサーで少ない量を作るのにちょうど良く、私はよく使っています
- ●パスタのメーカーや量によって、ミキサーにかけるときに加える水分量と時間が変わるので、お好みで柔らかさを調整してください
- ●レトルトのミートソースは、ミキサーしやすい条件の、お肉少なめ・ソース多めのものを選ぶと作りやすいです

材料（1人分）

サラダスパゲティ　50〜80 g

レトルトのミートソース（お肉少なめ,ソース多めのもの）　約100 g

作り方

① パスタを柔らかめに茹でる

② ソースは深めの器に入れ温めておく

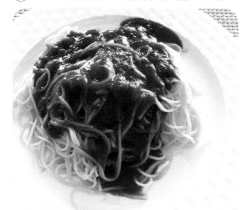

ミキサーのかけ方（1人分）

〈パスタ〉

③ 大容器に入れてハサミで細かく切る。水を120〜170cc 加えて蓋をし、1分回す

※ 水は一度に全部入れず、120cc くらいから入れ始めると、きれいなペーストになりやすいです

④ 蓋を開けて、スプーンで大きくかき回しながらしっかり中身を確認し、粒が残っている場合は、さらに1分回す

※ カップに入れる量や食材のメーカーによって水分量と時間が変わりますので調整してください

〈ソース〉

⑤ 小容器にレトルトのソースを入れて蓋をし、1分30秒回す

⑥ ミキサーして器に盛った麺の上に、ソースをかけてできあがり

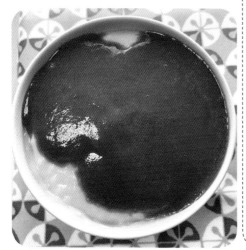

ポイントアドバイス

〜ミキサーにかけるときの話〜

・麺は水分を吸って膨張して、ミキサーにかけると粘り気が出て回りにくくなります。

・麺の量を少なめにして、水分を何回かに分けて入れると、なめらかなペーストになります。

・ソースとパスタを一緒にミキサーにかける場合は、ソースとパスタの分量のバランスで味の濃さが変わるので、お好みで調整してください。

・ミートソースを手作りする場合は、ミキサーにかける時に、水分多め、お肉少なめに調整してください。

※詳しくは『ミキサーごはんの基本知識』麺類7ページへ

〜盛り付けの話〜

パスタとソース別々でも、パスタとソース一緒でも、どちらでもおいしく食べられます。

おにぎり　5種 ●●●●●●●●●●●●●●●●●●●

おにぎりをそのままミキサーにかけると、ごはんの味が強くなり具の味が薄まってしまうので、ミキサーごはんの方は、基本の白米のおにぎりと具を別々にミキサーします。ごはんの上に具のペーストをのせることで、具の味が薄くならず、しっかり感じられます。

他にも、ご自分で食べたい具材をいろいろ試してみると良いでしょう。

●基本の白米のおにぎり
材料（1人分）
白米ごはん 75g　　水 60cc
作り方＆ミキサーのかけ方
① ミキサーの小容器に白米ごはん・水を入れ蓋をし 1 分回す
② 蓋を開け、スプーンでグルッと大きくかき回し、さらに 1 分回して器に盛る

●高菜の具
材料
高菜漬物（市販）大さじ 1　　白米ごはん　大さじ 1　　水　70cc
ミキサーのかけ方
① 小容器に高菜・白米ごはん・水を入れて蓋をし、1 分回す
② 蓋を開け、スプーンでグルッと大きくかき回し、さらに 1 分回して、小鉢に盛る
※高菜の繊維が気になる方は、ミキサーにかける時間を長めにすると良いでしょう

●焼きたらこの具
材料
生たらこ　1/2 腹　　白米ごはん　大さじ 1　　水　30cc
作り方
① たらこの表面に爪楊枝で数個穴を開ける
② フライパンにクッキングシートを敷き、生たらこ一腹をのせて表裏 2 分ずつ焼く
ミキサーのかけ方
③ 小容器に焼きたらこ 1/2・白米ごはん・水を入れて蓋をし、1 分 30 秒～ 2 分回す
④ 蓋を開け、スプーンでグルッと大きくかき回し、さらに 1 分回して、小鉢に盛る

●ツナマヨの具
材料
ツナ缶　1/2 缶　　マヨネーズ　大さじ 1　　醤油　小さじ 1/2
白米ごはん　大さじ 1　　水　20cc

　QR コードから各レシピの電子版をご覧いただけます（PDF 形式）

作り方

① 油を切ったツナ缶にマヨネーズと醤油を入れて混ぜ合わせる

ミキサーのかけ方

② 小容器にツナマヨ・白米ごはん・水を入れて蓋をし、1分回す

③ 蓋を開け、スプーンでグルッと大きくかき回し、さらに1分回して、小鉢に盛る

●梅干しの具

材料

種を取り除いた梅干し（大）1個　　白米ごはん　大さじ1　　水50cc

ミキサーのかけ方

① 小容器に種を取り除いた梅干し・白米ごはん・水を入れて蓋をし、1分回す

② 蓋を開け、スプーンでグルッと大きくかき回し、さらに1分回して、小鉢に盛る

●昆布の具

材料

昆布の佃煮　大さじ2　　白米ごはん　大さじ1　　水　50cc

ミキサーのかけ方

① 小容器に昆布の佃煮・白米ごはん・水を入れて蓋をし、1分回す

② 蓋を開け、スプーンでグルッと大きくかき回し、中身を確認して昆布が残っている場合は、さらに1分回して、小鉢に盛る。

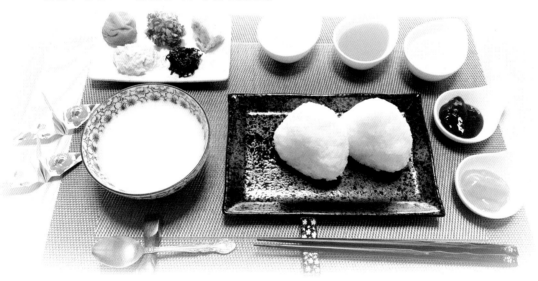

ポイントアドバイス

・昆布の佃煮はミキサーすると黒い点々とした粒状のものが残って硬そうに見えますが、実際は柔らかいので、炊いたごはんを一緒に入れて、長めにミキサーにかければ喉ごしには問題ないでしょう。
　　※詳しくは『ミキサーごはんの基本知識』海藻類20ページへ

七草粥リゾット ・・・・・・・・・・・・・・・・・

材料（2人分）
炊いたごはん　一合
七草（フリーズドライ）　3g
オリーブオイル　大さじ1
白ワイン　大さじ1
水　300cc
コンソメキューブ　1個
バター　5g
塩・こしょう　少々
パルメザンチーズ　大さじ1〜2

> **ポイントアドバイス**
> ・繊維が気になる方は、七草の量を調
> 　節してください。

作り方
① 鍋にオリーブオイルと炊いたごはんを入れ
　て軽く炒め、白ワインを回し入れてアルコ
　ールをとばす
② 水とコンソメを入れて煮る
③ 水分が少し煮詰まり、モッタリしてきたら
　七草（フリーズドライ）と塩・こしょう、
　パルメザンチーズを加えて混ぜ合わせる

ミキサーのかけ方（1人分）
④ 小容器に2/3の高さまで入れ、水50ccを
　加え蓋をし、1分回す
⑤ 蓋を開け、スプーンでグルッと大きくかき
　回し、さらに1分回す
⑥ 器に盛ってできあがり

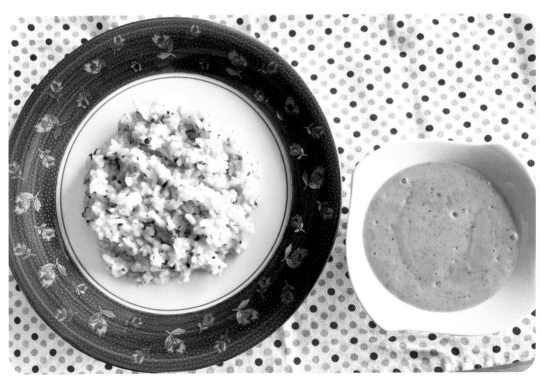

QRコードから各レシピの電子版をご覧いただけます（PDF形式）

焼きうどん・・・・・・・・・・・・・・・・・・・

材料（1人分）

茹でうどん　180g

キャベツ　40g

にんじん　20g

かまぼこ　10g

長ねぎ　1/3本

水　45cc

酒　大さじ1

醤油　小さじ1

顆粒和風だし　4g

サラダ油　適量

作り方

① にんじんは千切り、キャベツは一口サイズに切り、かまぼこは1cmの短冊切り、長ねぎは5mmの斜め切りにする

② フライパンにサラダ油を熱し、キャベツ、にんじん、かまぼこ、長ねぎを炒める

③ うどんと水を入れ、酒、醤油、顆粒和風だしを加えてよく炒める

ミキサーのかけ方（1人分）

④ 大容器に8分目の高さまで入れてからハサミで細かく刻み、水120ccを加えて蓋をし、2～3分回す

⑤ 蓋を開け、スプーンでグルッと大きくかき回して中身を確認し、さらに1分回す

⑥ 器に盛ってできあがり

ポイントアドバイス

・うどんには粘りが出やすい性質があり、ミキサーの容器にうどんを入れすぎると、ミキサーのカッターが回らなくなることがあります。
　※詳しくは『ミキサーごはんの基本知識』麺類7ページへ

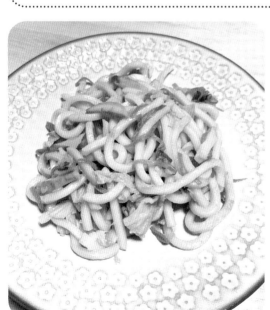
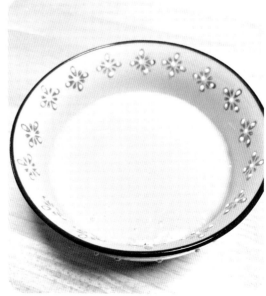

ブリの照り焼き ・・・・・・・・・・・・・・・・・

材料（２人分）

ブリの切り身　２切れ
サラダ油　適量
〈合わせ調味料〉
酒　大さじ１と1/2
砂糖　大さじ１
みりん　大さじ1/2
醤油　大さじ１
生姜（チューブ）　5cm

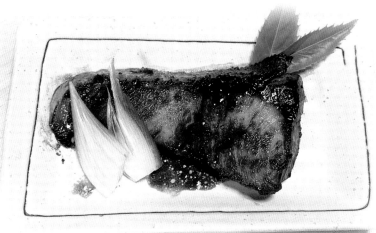

作り方

① ブリの切り身を水でサッと洗い、包丁で半分に切って大きい骨を取り除く。合わせ調味料に15分ほど漬ける

② フライパンにサラダ油を熱し、皮目から中火で焼く

③ 両面を焼き、火が通ったら漬けだれを加え、弱火で軽く煮詰める

ミキサーのかけ方 〈ブリ一切れの半身分〉

※ 魚や肉は小容器の方がペーストになりやすいので、半身分で作っています。

④ 半身分のブリをほぐし、骨がないことを確認したら、小容器に入れ、たれをスプーン１杯入れて味をつける

※ 皮はお好みで

⑤ 炊いたごはん小さじ１と水50ccを加えて蓋をし、１分回す

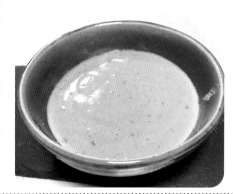

⑥ 蓋を開け、スプーンでグルッと大きくかき回して、水を10cc加え、さらに１分回す

⑦ 器に盛ってできあがり

> **ポイントアドバイス**
> ・火を通した魚はザラついた食感になります。飲み込みづらい方はごはんを加えるとなめらかなペーストになり、喉ごしが良くなります。
> ・分量の水、ミキサーをかける時間は、飲み込みの状態に合わせて調整してください。
> ・圧力鍋や油で揚げて調理した魚の骨は、崩れやすいものが多く、ミキサーにかけやすいですが、煮たり焼いたりした魚の骨はミキサーで砕ききれず危険なので、骨をしっかり取り除いてください。
> （骨なしの魚が売っていたら、使用してみるのも良いでしょう）
> ※詳しくは『ミキサーごはんの基本知識』魚13ページへ

　QRコードから各レシピの電子版をご覧いただけます（PDF形式）

カレイの柚子胡椒から揚げ・・・・・・・

材料（3人分）

カレイの切り身（骨なし）　3切れ
酒　大さじ3
柚子胡椒（チューブ）　10cm
塩　小さじ1/4
片栗粉　適量
揚げ油　適量
炊いたごはん　大さじ1

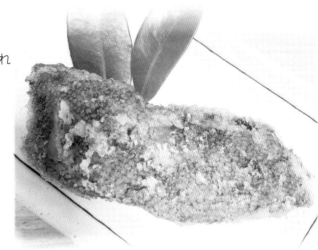

作り方

① 保存用袋にカレイと酒・塩・柚子胡椒を入れて冷蔵庫で30分くらい置く
② フライパンに油を熱し、片栗粉をまぶしたカレイを揚げる

ミキサーのかけ方（1人分）

※ 魚の皮が気になる方は取り除いてください

① 小容器にカレイ1切れを入れ、ごはん
　と水40〜50ccを加えて蓋をし、1分
　回す
② 蓋を開け、スプーンでグルッと大きく
　かき回し、さらに1分回す
③ 器に盛ってできあがり

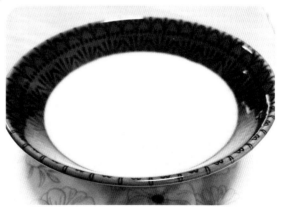

ポイントアドバイス

・42ページのブリの照り焼きと同じく、火を通した魚はごはんを加えると飲み込みやすくなります。
・カレイには小骨が多くあります、市販の骨なしの魚が手に入らない場合は、調理前、またはミキサー前に、骨をしっかりと取り除いてください。
　※詳しくは『ミキサーごはんの基本知識』魚13ページへ

サンドイッチ・・・・・・・・・・・・・・

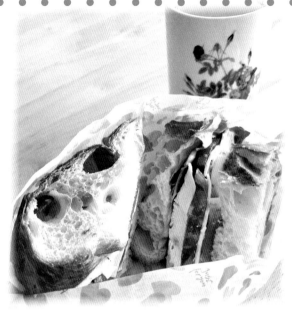

材料（1人分）
薄めにスライスしたフランスパン　2枚
（市販の塩バターフランスパンを使用）
レタス　1枚
トマト　輪切り1〜2枚
スライスチーズ　1枚
サラダチキン（市販）　40g
ゆで卵　1/4
粗挽きこしょう　少々
〈ソース〉
わさび（チューブ）　2cm
マヨネーズ　小さじ1と1/2

作り方
① パンはトーストしておく。卵は茹でて、
　 レタスは洗っておく。サラダチキン、
　 トマト、ゆで卵をスライスする
② ソース用のマヨネーズとわさびを混
　 ぜ、パンに塗る
③ 一枚のパンにレタス・チキン・トマト・
　 ゆで卵・スライスチーズをのせる
④ 粗挽きこしょうをかけてもう一枚のパ
　 ンを上にのせ、軽く押さえ半分に切る

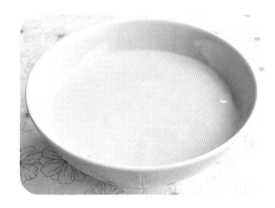

ミキサーのかけ方
⑤ 大容器にサンドイッチ1/2を入れて、
　 ハサミで細かく切る
⑥ 牛乳80ccの半分をミキサーに入れて
　 蓋をし、1分回す
⑦ 蓋を開け、残りの半分の牛乳を入れ、
　 スプーンでグルッと大きくかき回し、
　 さらに1〜2分回す
⑧ 器に盛ってできあがり

ポイントアドバイス
・サンドイッチやハンバーガーなどの
　野菜が多いパンは、パンに挟まれた
　野菜から出る水分の量を考慮して、
　水や牛乳などで水分量を調整してく
　ださい。
・パンは小麦粉の量や調理方法によっ
　て、必要とする水分量が異なります。
・ベーグルなどのハード系でどっしり
　した種類のパンは、ミキサーに入れ
　る量を少なめにし、水分を多めにす
　るとミキサーにかかりやすいです。

※詳しくは『ミキサーごはんの基本知識』
　パン9ページへ

QRコードから各レシピの電子版をご覧いただけます（PDF形式）

ポテトサラダ ・・・・・・・・・・・・・・・・・・・

材料（2人分）

じゃがいも　中1個

きゅうり　1本

ゆで卵　1個

プロセスチーズ　2個（約20g）

（ブラックペッパー入り）

スライスハム　1パック

〈調味料〉

マヨネーズ　大さじ3

酢　大さじ1

わさび（チューブ）　5cm

砂糖　小さじ1/2

塩・こしょう　少々

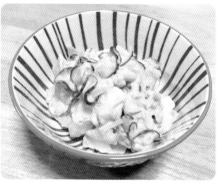

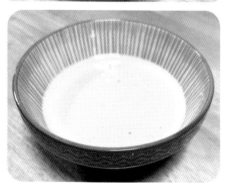

作り方

① じゃがいもは皮をむいて茹でる。柔らかくなったら茹で汁を捨てる。（茹で汁を捨てた後、火にかけながら軽く水分をとばすと、仕上がりが水っぽくならない）

② きゅうりを薄めの輪切りにして、塩もみ（分量外）をしておく。その後、水で軽く洗い、水分を絞る

③ 卵は茹でておく。ハムは半分に切ってから幅1cmの短冊切りにする。チーズは1個を8等分に切る

④ すべての材料をボウルに入れて調味料を加え、よく混ぜ合わせる

ミキサーのかけ方（1人分）

⑤ 小容器に2/3くらいの高さまで入れ、水30ccを加え、蓋をして1分回す

⑥ 蓋を開け、スプーンでグルッと大きく

ポイントアドバイス

・じゃがいもはミキサーにかけると粘り気が出て回りにくくなります。回りやすく飲み込みやすい水分量で硬さを調整してください。

・ハムが皮付きの場合、皮が喉に残ってしまう可能性があるので、気になる方は切り取ってください。

・粗挽きこしょうは、量が多いと喉に引っかかります。少量なら野菜やドレッシングなど、または、ごはんや豆腐などのつなぎになるものと混ぜて食べられます。

・粉こしょうは適量なら飲み込みに問題ありません。

・こしょうは、間違って気管支に入ってしまうとむせて息苦しくなり、自分で吐き出すことができない方もいるので、気を付けましょう。

※詳しくは『ミキサーごはんの基本知識』鶏卵10ページ、野菜（いも類）14ページ、（きゅうり・トマトなど）18ページへ

かき回し、さらに1分回す

⑦ 器に盛ってできあがり

シラスとトマトの
ビネガードレッシングがけサラダ・・・

材料（2人分）
オリーブオイル　大さじ3
にんにく（チューブ）　10cm
釜あげしらす　32g
パセリ　大さじ2
角切りトマト　小1個（湯むき）
塩　小さじ1/5
白ワインビネガー　大さじ2
レタス　3〜4枚

作り方
〈ビネガードレッシング〉
① フライパンにオリーブオイルとにんにくを入れ、中火
　にかける。にんにくの香りが立ってきたらしらすと
　パセリを入れ、香ばしくなるまでしっかりめに炒める
② トマトと塩を入れ、軽く炒めてから蓋をし、弱火で1分蒸し焼きにする
③ ワインビネガーを加え、さっと炒めたら火を止める
※ 冷やしても美味しいです。

〈サラダ〉
④ レタスをちぎってお皿にのせて、ビネガードレッシングをかける

ミキサーのかけ方（1人分）
⑤ レタスを小容器のギリギリまで入れ、ハサミで細かく刻み、フライパンの中のビネガー
　ドレッシングもスプーン1杯程度加える
⑥ 蓋をして1分回す。蓋を開け、スプーンでグルッと大きくかき回し、さらに1分回す
⑦ 器に盛ってできあがり

> **ポイントアドバイス**
> ・トマトやレタスなどは水分が多いので、水を入れなくてもペーストになりやすいです。
> ・トマトの種が心配な方は、事前にスプーンなどで取り除いて下さい。
> ・しらすがザラついて飲み込みづらい場合は、絹ごし豆腐などのつなぎを加えてみましょう。
> 　※詳しくは『ミキサーごはんの基本知識』魚介類13ページへ

そら豆と生ハムのサラダ・・・・・・・・

材料（2人分）

そら豆　60g（さや7本分）

レタス　2〜3枚

生ハム　6枚

〈ドレッシング〉

マヨネーズ　大さじ1

マスタード　小さじ1

麺つゆ（4倍濃縮）　小さじ1

砂糖　小さじ1/2

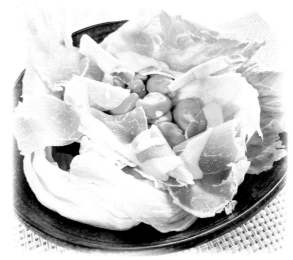

作り方

① ドレッシング用の調味料を混ぜ合わせておく

② そら豆はさやから出して、皮の黒くない方に切り込みを入れておく

③ 鍋に水を入れ沸騰したら、そら豆を2分くらい茹でる。ザルに取り出して、粗熱が取れたら、切り込みを入れたところから皮をむく

④ 器にレタス、そら豆、生ハムを盛ってドレッシングをかける

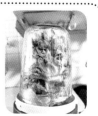

ミキサーのかけ方（1人分）

⑤ 小容器にそら豆5〜6個と生ハム1枚〜1枚半、最後にレタスを容器のギリギリまで詰めて、ハサミで細かく刻む。水20ccを加えて蓋をし、1分回す

⑥ 蓋を開け、スプーンでグルッと大きくかき回し、1分回す

⑦ 器に盛り、ドレッシングをかけてできあがり

ポイントアドバイス

・生ハムは弾力が強く、たくさん入れるとペーストになりづらいので、ミキサーにかけるときは、ミキサーの容器に少しずつ加えながら回すと良いでしょう。

・レタスをミキサーにかけるときは、空回りしやすいので、刃に近いところからレタス、生ハム、そして、具材の中で一番重いそら豆の順に入れましょう。

・レタスを先にミキサー容器に入れがちですが、タンブラーやボトル式の場合、容器の内側に貼り付いたままになってしまうので、注意してください。

※ミキサーには、タンブラーやボトル式などの容器に材料を入れてひっくり返すタイプと、従来の据え置きタイプの2種類があります。ご使用のミキサーがどちらのタイプか確認してください。

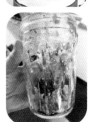

ヴィシソワーズ ● ● ● ● ● ● ● ● ● ● ● ● ● ●

材料（2～3人分）

じゃがいも　中1個

玉ねぎ　中1個

コンソメキューブ　1個

水　600cc

生クリーム　100cc

塩・こしょう　少々

サラダ油　大さじ1

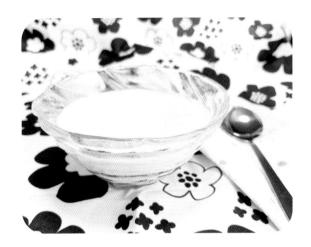

作り方

① じゃがいもは皮をむき薄めの半月切り、玉ねぎも皮をむきスライスする

② 鍋にサラダ油を熱し、玉ねぎとじゃがいもがしんなりするまで炒める

③ 水とコンソメを入れて、じゃがいもが柔らかくなるまで煮る

ミキサーのかけ方（1人分）

④ 粗熱を取ったら大容器に入れて蓋をし、1分回す（ミキサーにかけたものは一旦ボウルなどに移しておく）

⑤ ミキサーにかけたものを鍋に戻し、生クリームを入れて弱火にかける。塩・こしょうで味を整え、冷蔵庫で冷やす

※ 温かいままでも美味しいです。

ポイントアドバイス

・ミキサーにかける時は、大容器では一度で回りきらないので、2～3回に分けてください。

・じゃがいも以外にもかぼちゃ、ほうれん草、マッシュルーム、トマトなどいろいろな食材で応用できます。（トマト使用の場合は、種の部分がむせやすいので、取り除くことをおすすめします）

　※詳しくは『ミキサーごはんの基本知識』野菜14ページへ

ソパ・デ・アホ
（スペイン風にんにくスープ）・・・・

材料（2人分）
にんにく（スライス）　一片
パン粉　大さじ3
卵　1個
オリーブオイル　大さじ1
コンソメキューブ　1個
水　500cc
塩・こしょう　少々
パプリカパウダー　小さじ1

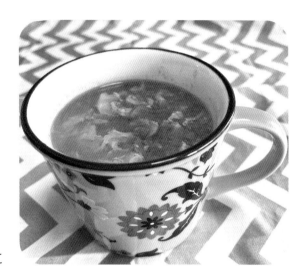

作り方
① 鍋にオリーブオイルとスライスしたにんにくを熱し、香りが立ってきたらパン粉を加える

② きつね色になるまで炒め、水を加えて沸騰したら、コンソメキューブを入れる

※ パン粉を炒めるときは、焦げやすいので要注意

③ コンソメが溶けたら塩・こしょうで味を整え、パプリカパウダーを入れる。卵を溶いて回し入れ、火を止める

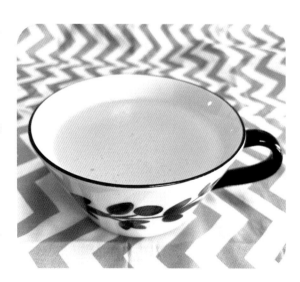

ミキサーのかけ方（1人分）
④ 大容器に8分目くらいの量を入れて蓋をし、1分～1分半回す

⑤ 器に盛ってできあがり

ポイントアドバイス
・卵は加熱すると固まり、ミキサーにかけても残りやすいので、飲み込みづらい方は、ミキサーにかけてから漉し器で漉すと良いでしょう。
　※詳しくは『ミキサーごはんの基本知識』鶏卵10ページへ

ウィンナーとピーマンの炒め物・・・

材料（2人分）
ピーマン　4個
皮なしウィンナー　8本
ごま油　大さじ1
すりごま　5g
酒　大さじ1
醤油　小さじ1と1/2

作り方
① ピーマンはヘタと種を取り除き、千切りにする。ウィンナーは斜め半分に切る
② フライパンにごま油を熱しピーマンを炒めてから、ウィンナーも加えて炒める
③ ウィンナーに火が通ったら、酒と醤油を入れ軽く炒め合わせ、すりごまを加えて絡める

ミキサーのかけ方（1人分）
④ 小容器に2/3くらいの高さまで入れ、ハサミで細かく刻む
⑤ 水25〜30ccを加え蓋をし、1分回す
⑥ 蓋を開け、スプーンでグルッと大きくかき回し、さらに1分回す
⑦ 器に盛ってできあがり

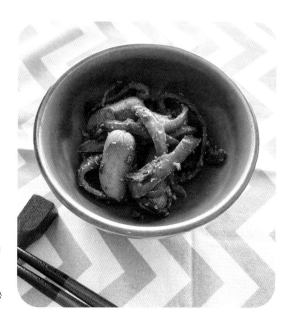

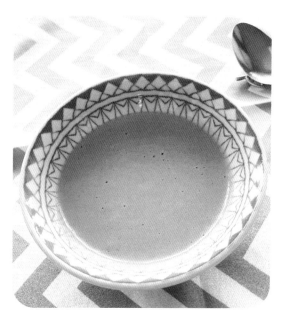

ポイントアドバイス
・ウィンナーはミキサーにかけると皮が残るので、皮なしウィンナーを使用しています。

ピーマンとニンジンのきんぴら・・・

材料（2人分）

ピーマン　3個
にんじん　2/3本
ごま油　大さじ1
酒　大さじ1
醤油　大さじ1
みりん　小さじ1
顆粒和風だし　5g
白すりごま　小さじ1

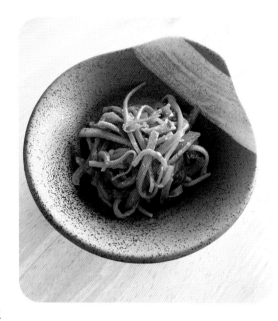

作り方

① ピーマンとにんじんは千切りにする
② フライパンにごま油を熱し、ピーマンとにんじんをしんなりするまで炒める
③ 酒、醤油、みりん、顆粒和風だしを加えて炒めたら火を止めて、すりごまをかける

ミキサーのかけ方（1人分）

④ 小容器八分目の高さまで入れて、ハサミで細かく刻み、水20〜30ccを加えて蓋をし、1分回す
⑤ 蓋を開け、スプーンでグルッと大きくかき回し、さらに1分回す
⑥ 器に盛ってできあがり

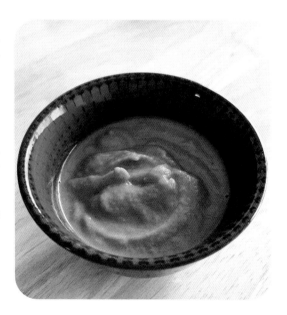

ポイントアドバイス

・普通のごま（ホール）は、ミキサーにかかりきらずに粒が残ってしまう可能性があるので、すりごまを使用すると良いでしょう。

ピーマンのおひたし ・・・・・・・・・・・・・

材料（2人分）
ピーマン　3個
生姜　1片
昆布だし　2g
醤油　適量
ごま油　お好みで

作り方
① ピーマン、生姜を千切りにしておく
② ピーマンを電子レンジ（500ｗ）で1分加熱する。冷めたら生姜、昆布だし、醤油を加えて混ぜ合わせる

ミキサーのかけ方（1人分）
③ おひたしを小容器に半分くらいの高さまで入れ、ハサミで刻み、水20ccを加え、蓋をし、1分回す
④ 蓋を開け、スプーンでグルッと大きくかき回し、さらに30秒〜1分回す
⑤ 器に入れてできあがり

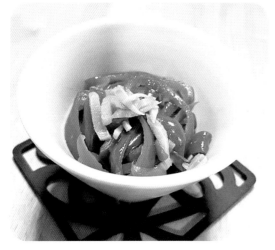
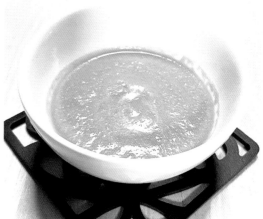

> **ポイントアドバイス**
> ・ピーマンには表面にフィルムのような薄い皮があります。
> ・ザラついて飲み込みづらい方は、ごはんを加えるとなめらかなペーストになり、喉ごしが良くなります。
> 　※詳しくは『ミキサーごはんの基本知識』野菜（ピーマン・パプリカ）18ページへ

青じそと梅の鶏つくね ・・・・・・・・・

材料（2人分）
鶏むねひき肉　100g
青じそ　3枚
梅干し（中）2個
酒　大さじ1
麺つゆ（4倍濃縮）小さじ1弱
片栗粉　大さじ1
ごま油　大さじ1/2

作り方
① 青じそはみじん切り、梅干しは種を取り除きたたいておく
② ひき肉に青じそ、梅干し、酒、麺つゆ、片栗粉を加え、少し粘りがでるまで混ぜる
③ フライパンにごま油を熱し、お好みの大きさに丸めた②を並べ、軽く焼き目がついたら、裏返して蓋をし、弱火で蒸し焼きにする

ミキサーのかけ方（1人分）
④ つくね2個を小容器に入れてハサミで刻み、水25ccを入れて蓋をし、1分〜1分半回す
⑤ 蓋を開け、スプーンでグルッと大きくかき回し、確認し、さらに1分回す
⑥ 器に盛ってできあがり

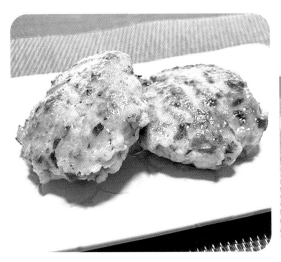
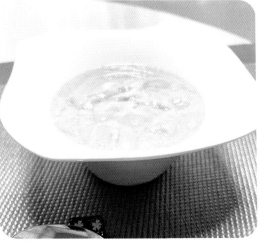

QRコードから各レシピの電子版をご覧いただけます（PDF形式）

シイタケのオーブン焼き にんにくマヨソース・・・・・

材料（１人分）
しいたけ　５個
塩・こしょう　少々
〈ソース〉
にんにく（チューブ）　10cm
マヨネーズ　大さじ３

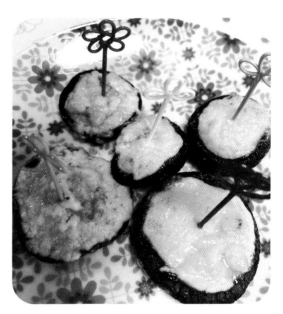

作り方
① しいたけの石づきを取り、汚れが付いていればキッチンペーパーなどで払う。アルミホイルに並べて裏と表に塩・こしょうをし、しいたけのかさの内側を天井に向けておく

② にんにくとマヨネーズを混ぜ合わせてソースを作る

③ ②をしいたけのかさの内側に塗り、200℃のオーブンで10分、うっすら焼き色がつくまで焼く

ミキサーのかけ方（１人分）
④ 小容器にしいたけを５個入れて、ハサミで細かく切る

⑤ 水50ccを加え蓋をし、１分回す

⑥ 蓋を開け、スプーンでグルッと大きくかき回し、さらに１分回す

⑦ 器に盛ってできあがり

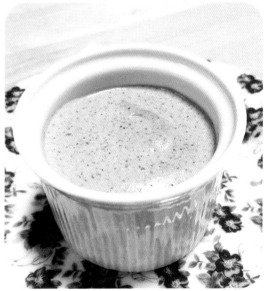

> **ポイントアドバイス**
> ・しいたけのかさの内側に牡蠣などをのせ、その上にこのソースと粉チーズをかけて焼くなどのアレンジしたものを、ミキサーにかけても美味しいです。
> ・ミキサーでペーストにするとディップソースにもなるので、野菜やパンにつけてみんなで楽しむこともできます。

牛肉野菜巻き ● ● ● ● ● ● ● ● ● ● ● ● ● ● ● ● ●

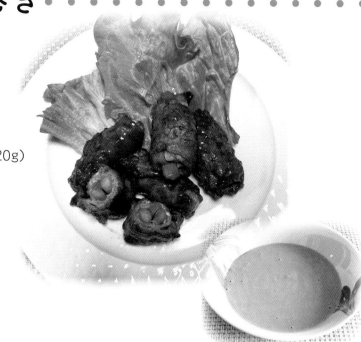

材料（8個分）

牛肉薄切り　200g

アスパラガス（大）　4本

にんじん　1/3本

プロセスチーズ　2個（約20g）

片栗粉　大さじ1と1/2

〈調味料〉

酒　大さじ2

砂糖　大さじ1と1/2

はちみつ　小さじ1

醤油　大さじ2

作り方

① アスパラガスは硬い部分とハカマを切り取って、4等分に切る。にんじんは皮をむき拍子切りにして、アスパラガスと一緒に軽く茹でておく。チーズは縦4等分に切る

② 調味料を合わせておく

③ 牛の薄切り肉を広げて、その上にアスパラガス2切れ、にんじん1切れ、チーズ1片をのせて巻き、爪楊枝で留める。片栗粉を全体につける

④ フライパンにサラダ油を熱し、爪楊枝で留めた部分を下にして中火で焼く

⑤ 爪楊枝の面が焼けたら、コロコロと転がしながら全体の表面を焼く。弱火にして蓋をして、中まで火を通す。合わせておいた調味料を加え、軽く煮詰める

ミキサーのかけ方（1人分）

⑥ 小容器に爪楊枝を抜いた肉巻きを2つ入れて、ハサミで細かく刻む。水90〜100ccを加え蓋をし、1分回す

⑦ 蓋を開け、スプーンでグルッと大きくかき回し、さらに1〜2分回す

⑧ 器に盛ってできあがり

> **ポイントアドバイス**
>
> ・牛肉は繊維が残りやすいので、野菜の水分とのバランスを見ながら、水を少しずつ加え、しっかり回してください。
>
> ・脂身の多い薄切りのバラ肉を、少ない量でミキサーにかければペーストになりやすいです。
>
> 　※詳しくは『ミキサーごはんの基本知識』牛肉11ページへ

鶏肉のネギ塩

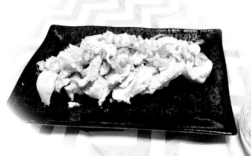

材料（2人分）

鶏むね肉　150g
酒　大さじ1

〈タレ〉
長ねぎ　1/2本
ごま油　大さじ2
中華だし　5g
レモン汁　大さじ1
塩　小さじ1/2
にんにく（チューブ）　3cm

作り方

① 鶏むね肉は、皮をはぎ、フォークで肉に穴をあけて耐熱容器に入れる。酒をふりかけてラップをし、レンジ（500ｗ）で4分、肉を裏返してさらに2分加熱する

② 長ねぎを刻み、たれの調味料と一緒に混ぜ合わせておく

③ 鶏むね肉に火が通ったら、そぎ切りにしてお皿に盛り、上からたれ（2/3くらい）をかける

④ 残りのたれはミキサーごはん用に漉し器で漉しておく

ミキサーのかけ方（1人分）

⑤ 小容器に半分より少し上くらいの高さまで入れ、ハサミで細かく刻む。水70ccを加え、蓋をして1分回す

⑥ 蓋を開け、スプーンでグルッと大きくかき回し、さらに1分回す

⑦ 器に盛り、漉し器で漉した残りのたれをかけてできあがり

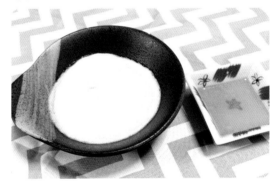

ポイントアドバイス
・むね肉は軟骨やスジが少ないので、なめらかなペーストになりやすいです。
・ミキサーにかけるとねっとりとした食感になるので、水分を加えながら飲み込みやすい固さに調整してください。
　※詳しくは『ミキサーごはんの基本知識』鶏肉11〜12ページへ

大根と豚肉の 甘辛コチュジャン炒め

材料（2人分）

豚肉バラ切り落とし　250g
大根　1/4本
生姜（チューブ）　5cm
にんにく（チューブ）　5cm
ごま油　大さじ1
コチュジャン　大さじ1
酒　大さじ1
醤油　大さじ1
砂糖　小さじ1

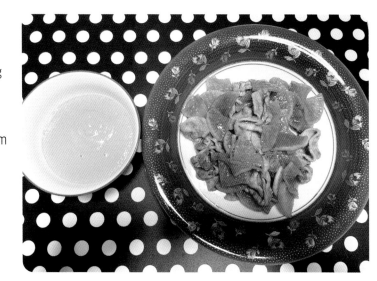

作り方

① 大根は厚さ3〜5mmのいちょう切りにし、電子レンジ（500w）で3分加熱しておく。豚肉は塩・こしょうしておく

② フライパンにごま油、生姜、にんにくを入れて熱し、香りがしてきたら豚肉を入れて炒める

③ 大根を加えて油が馴染んだら、コチュジャン、酒、醤油、砂糖を加えてさっと炒める

ミキサーのかけ方（1人分）

④ 小容器に2/3の高さまで入れ、ハサミで細かく刻み、水50〜60ccを加えて蓋をし、1分回す

⑤ 蓋を開け、スプーンでグルッと大きくかき回し、さらに1分回す

⑥ 器に盛ってできあがり

ポイントアドバイス

・ペーストにした大根は、見た目にはブツブツとしているようですが、実際の舌ざわりは不思議となめらかになっています。
しかし、なめらかになっているのかどうかが分かりづらいので、ミキサーを回す時間は、なるべく長めにすると良いでしょう。

豚肉と茄子のポン酢炒め・・・・・・・・

材料（2人分）

豚こま切れ肉　200g
なす　中2本
しめじ　1/2パック
生姜（チューブ）　10cm
ポン酢　大さじ3
サラダ油　適量

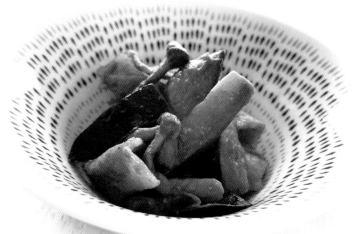

作り方

① なすを拍子切りし、水にさらしアク
　　をぬいておく

※ なすの皮が気になる方は、ここでむ
　　いておくとよい

② なすの水気を拭き取り、フライパン
　　に油を熱し焼き目をつける

③ なすを一旦取り出して、油を足し、
　　生姜を入れて豚肉を炒める

④ 塩・こしょうし、しめじ、なすを入
　　れてさらに炒める。最後にポン酢を
　　回しかけて、火を止める

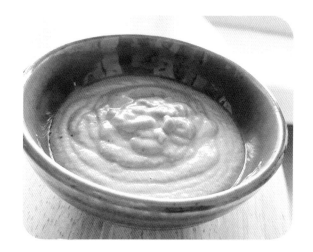

ミキサーのかけ方（1人分）

⑤ 小容器に七分目の高さまで入れて、ハサミで細かく刻み、水を40cc加えて蓋をし、1
　　分回す

⑥ 蓋を開け、スプーンでグルッと大きくかき回し、さらに1分回す

⑦ 器に盛ってできあがり

ポイントアドバイス

・なすはミキサーにかけても、点々と黒く細かい皮が残って見えます。皮自体は柔らか
　く、飲み込みには問題ないですが、気になる方はミキサーの時間を少し長めにするか、
　最初に皮をむいておくと良いでしょう。

・ミキサーにかける時に、豚肉の脂が多いとなめらかなペーストになりますが、多すぎ
　ても水っぽくなってしまいます。ミキサーを回す時に水を少しずつ加えてペーストの
　固さを調整し、中身を確認しながら長めに回すと良いでしょう。

豚肉の生姜焼き ● ● ● ● ● ● ● ● ● ● ● ● ● ●

材料
（2人分）

豚肉　200g
玉ねぎ　中1/4
片栗粉　小さじ2

〈漬けだれ〉
酒　大さじ1
醤油　大さじ1

〈たれ〉
酒　大さじ1と1/2
砂糖　大さじ1
醤油　大さじ2
みりん　大さじ1
生姜（チューブ）　10cm
にんにく（チューブ）　2cm

作り方

① 豚肉に漬けだれ用の酒、醤油、片栗粉を入れ、揉み込んでおく
② 玉ねぎは薄切りのスライスにする。たれの調味料を混ぜておく
③ フライパンにサラダ油を熱し、豚肉を炒める。半分ほど火が通ったところに玉ねぎを入れ、透き通ったらたれを絡める

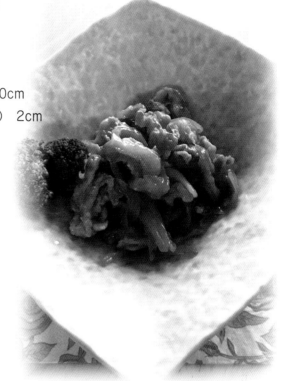

ミキサーのかけ方（1人分）

④ 小容器に七分目の高さまで入れ、ハサミで細かく刻み、水40ccを加えて蓋をし、1分半回す
⑤ 蓋を開け、スプーンでグルッと大きくかき回し、10ccの水を加え、さらに1分半回す
⑥ 器に盛ってできあがり

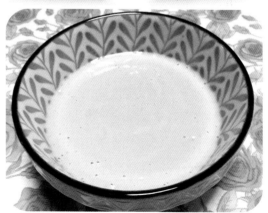

ポイントアドバイス

・ミキサーにかける時に、豚肉の脂が多いとなめらかなペーストになりますが、多すぎても水っぽくなってしまいます。水を少しずつ加えてペーストの固さを調整し、中身を確認しながら長めに回すと良いでしょう。
　※詳しくは『ミキサーごはんの基本知識』豚肉11ページへ

野菜の天ぷら

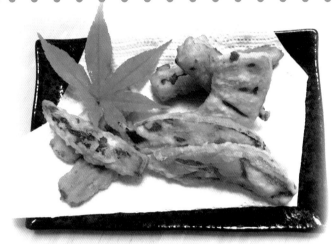

材料（2人分）
かぼちゃ　130g
アスパラガス　大2本
コツのいらない天ぷら粉（市販）
　　　　　　大さじ4
サラダ油　適量

作り方
① アスパラガスは硬い部分とハカマを取りのぞいて三等分にし、太い部分は縦半分に切る
　 茹でて、水気をよく拭いておく。かぼちゃは厚さ5〜7mmに切る
② 切った野菜にかるく小麦粉（分量外）をまぶす
③ 天ぷら粉に適量の水を加えて衣の準備をする。野菜を衣にくぐらせて適温の油で揚げる

ミキサーのかけ方（1人分）

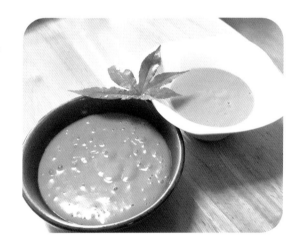

④ アスパラガスは小容器に一本分を入れて、ハサミで刻む。水60ccを加えて蓋をし、1分回す。蓋を開け、スプーンでグルッと大きくかき回し、さらに1分回す
⑤ かぼちゃは小容器に3枚を入れて、ハサミで刻む。水70ccを加えて蓋をし、1分回す。蓋を開け、スプーンでグルッと大きくかき回し、さらに1分回す
⑥ それぞれを器に盛る

ポイントアドバイス
・アスパラガスは根元に近いほど硬く、繊維が残りやすいので、ミキサーにかけるときは、柔らかい部分を選んでください。
・かぼちゃの皮は、硬くてザラつきやすいので、飲み込みが心配な方は、最初に皮をむいておくと良いでしょう。

冷やっこ（マヨポン和え）

材料（1人分）

絹ごし豆腐　150g
生姜（チューブ）　5cm
味ぽん　大さじ1
マヨネーズ　大さじ2/3

作り方

① 豆腐を器に盛る。チューブの生姜とマヨネーズを上にのせ、味ぽんをかける

ミキサーのかけ方（1人分）

② 大容器にすべてを入れて蓋をし、1分回す
③ 蓋を開け、スプーンでグルッと大きくかき回し、さらに1分回す
④ 器に盛ってできあがり

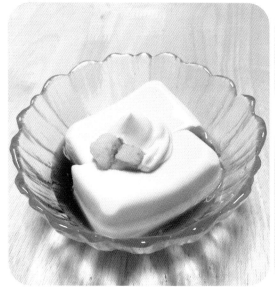 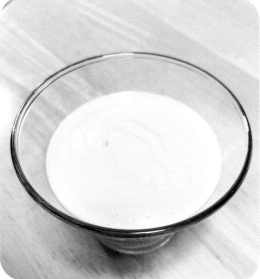

ポイントアドバイス
・豆腐は木綿より絹ごしの方が、やわらかく飲み込みやすいです。
・ミキサーにかけるとフワッとした食感を楽しめます。
・ディップソースとしても使えるので、いろいろな料理に使えます。
※ここでは市販の「味ぽん」を使っていますが、お好みのものがあればそれを使って下さい

リンゴと白ワインのコンポート・・・・

材料（2人分）

りんご　1個
レモン汁　小さじ2
砂糖　大さじ3
※ 砂糖の分量はお好みで調整してください
白ワイン　180cc
〈トッピング〉
バニラアイスクリーム　カップ1/2

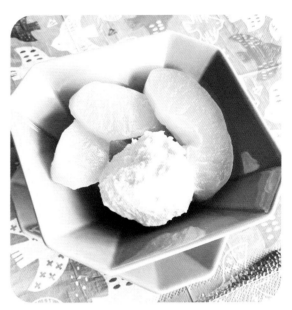

作り方

① りんごを6〜8等分のくし切りにし、芯を取り除き、皮をむく
② 鍋に入れて砂糖、レモン汁、白ワインを入れ、火にかける。沸騰したら落とし蓋をし、弱火で15〜20分ほど煮る
③ 竹串がスッと通ったら落とし蓋を取りはずし、水分（シロップ）を少し煮詰める。火を止めて粗熱が取れたら、冷蔵庫で冷やす

ミキサーのかけ方（1人分）

④ 小容器に冷やしたりんごを3切れ、シロップ大さじ1を入れ、ハサミで刻み、水10ccを加えて蓋をし、1分回す
⑤ 蓋を開け、スプーンでグルッと大きくかき回し、さらに1分回す
⑥ 器に盛り、バニラアイスクリームを上にのせてできあがり

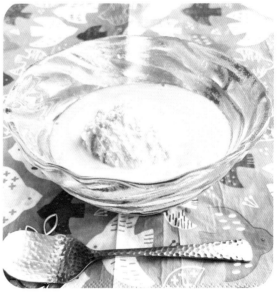

ポイントアドバイス

・りんごを生ですりおろすと飲み込みやすいとしばしば思われがちですが、飲み込みという点では、すりおろしただけでは繊維が硬く喉をすべらないので、飲み込みづらいものです。
・煮る、焼く、などして火を通すと繊維が柔らかくなるので、喉ごしが良くなります。
・コンポートをミキサーにかけてシャーベットにするのもおすすめです。

お手軽一品！

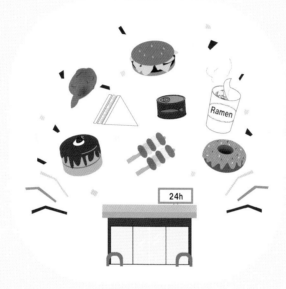

スーパーやコンビニなどで売っているものにも、手軽にミキサーできる
ものは沢山あります。おかずにもう一品足したいとき、小腹が空いたとき、
ちょっと甘いものが欲しいとき、一杯呑みたいときなど、好きなものを
選んでみましょう。

例えば、ケンタッキーのフライドチキンやマクドナルドのチーズバー
ガー、節分の恵方巻やクリスマスのケーキ、また、缶詰やおつまみなど、
どんどん探してミキサーにかけて食べてみてください。

イワシの生姜煮 ••••••••••••••••••••••••

準備するもの

イワシの生姜煮
（骨まで柔らかいもの） 45g
ごはん　大さじ2

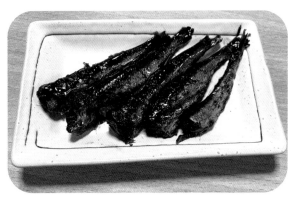

ミキサーのかけ方（1人分）

① 小容器に、イワシ2切れとごはん大さじ2、水20〜30ccを加える（イワシの尾、ヒレなどは取り除く）

② 蓋をして1分回す

③ 蓋を開け、スプーンでグルッと大きくかき回し、さらに1分回す（イワシの骨の部分が残っていないかをよく確認してください）

④ 器に盛ってできあがり

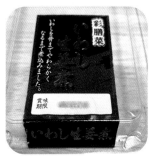

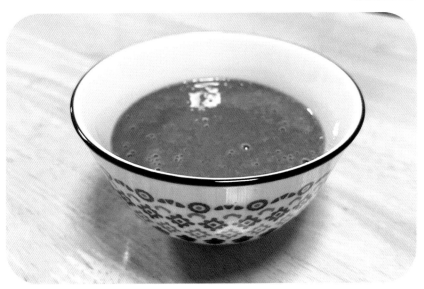

ポイントアドバイス

・加工食品メーカーの佃煮の魚は、骨まで柔らかくなっているのでミキサーにかかりやすいです。家庭で作る場合は、長時間煮るか、圧力鍋で柔らかく作ると良いでしょう。
　※詳しくは『ミキサーごはんの基本知識』魚介類13ページへ

ホタテのお刺身 ・・・・・・・・・・・・・・・・・

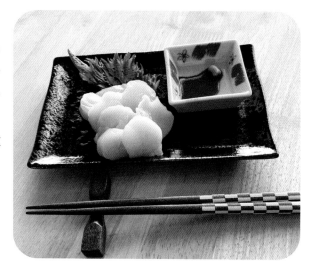

準備するもの
お刺身用ホタテ1パック　約70g（4〜5個）
醤油　適量
練りわさび　お好みで

ミキサーのかけ方（1人分）
① 小容器に4〜5個を入れて、ハサミで細かく刻む。水70〜80ccを加えて蓋をし、1分回す
② 蓋を開け、スプーンでグルッと大きくかき回し、さらに1分回す
③ 器に盛ってできあがり
④ お好みで醤油とわさびをつける

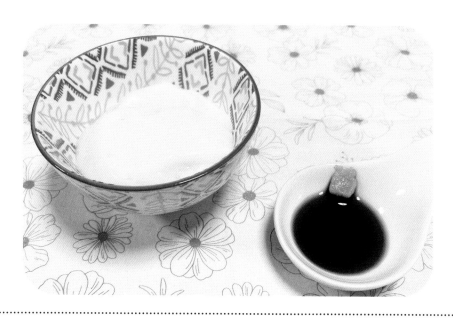

ポイントアドバイス
・お刺身はミキサーにかけるとねっとりするので、お好みの固さに水分量を調整してください。
・ミキサーにかけるときは、水分を2〜3回に分けて加えながら回すと、きれいなペーストになりやすいです。

奈良漬け

奈良漬け

準備するもの
奈良漬け　50g

ミキサーのかけ方
（作りやすい分量）

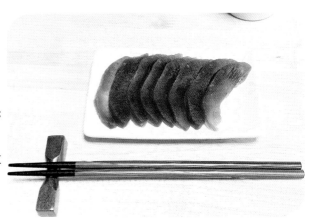

① 小容器に、厚さ5〜7mm に切った奈良漬け5切れを入れ、水25ccを加えて蓋をし、1分回す
② 蓋を開け、スプーンでグルっと大きくかき回し、さらに1分回す
③ 器に盛ってできあがり

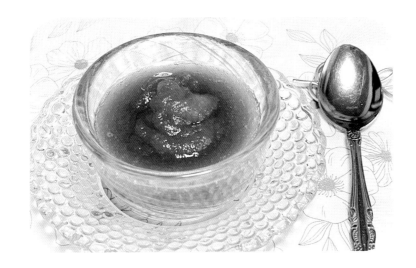

ポイントアドバイス
・漬け物の皮（外側）の部分が気になる方は、切り取ってからミキサーにかけてください。
・しっかりペーストにするためには、ミキサー容器に量を多く入れる必要があり、多めにできあがるので、全部食べると塩分過多になってしまいます。密閉容器に入れ冷蔵保存で2〜3日中に召し上がってください。
　※詳しくは『ミキサーごはんの基本知識』漬物21ページへ

焼き鳥（串付き）・・・・・・・・・・・・・・・

準備するもの

ねぎま（たれ）　2本

水　30cc

ミキサーのかけ方（1人分）

① 小容器に、鶏肉と長ねぎを串から外して入れ、ハサミで細かく刻む。水を加えて蓋をし、1分回す

② 蓋を開け、スプーンでグルッと大きくかき回し、さらに1分〜1分半回す

③ 器に盛ってできあがり

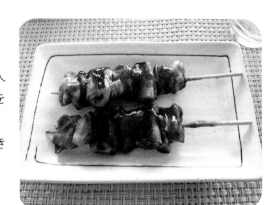

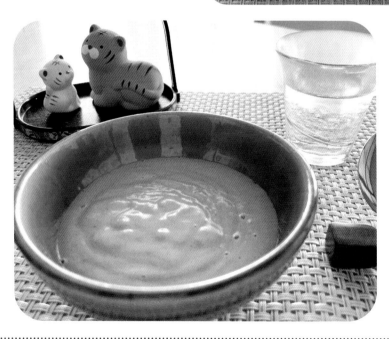

ポイントアドバイス

・お店によって素材や焼き加減が違うので、柔らかいものを選ぶようにしてください。

・ねぎは繊維が多めですが、鶏肉の脂分が混ざることでなめらかになり、喉ごしが良くなります。ねぎの繊維が心配な方は、ねぎの量を少なめにするか、炊いたごはんを加えるなどの調整をしてください。

とんかつ・・・・・・・・・・・・・・・・・・・・・・・・・

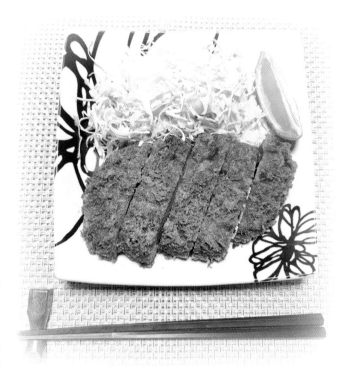

準備するもの

ロースとんかつ1枚　約170g
とんかつソース　お好みの量
水　90〜100cc

ミキサーのかけ方
（1/2人分）

① とんかつ半分を小容器に入
れ、ハサミで細かく刻み、
水を加えて蓋をし、1分回す

② 蓋を開け、スプーンでグル
ッと大きくかき回し、さらに
1分〜1分半回す

③ 器に盛り、とんかつソース
をかけてできあがり

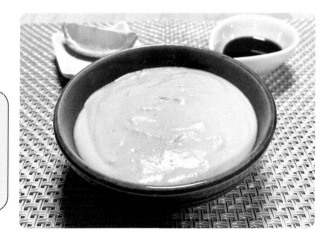

ミキサーを使用してとんかつ
をペーストする流れを動画に
まとめてみました。

動画はこちら➡

ポイントアドバイス

・厚切り肉の場合、ミキサーにかかりにくいので、水を半分くらい入れ、初めのうちは
ミキサーを小刻みに動かし、動きがスムーズになってきたら、長めに回すと良いでし
ょう。ペーストの状態をしっかり確認し、肉のかけらが残っていればミキサーを回す
時間を更に多めにしてください。
　※詳しくは『ミキサーごはんの基本知識』肉11〜12ページへ

オールドファッションドーナツ
（チョコがけ）・・・・

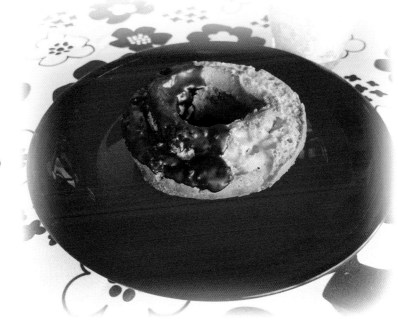

準備するもの
ドーナツ　1個（90g）
牛乳　100cc

ミキサーのかけ方（1人分）

① ドーナツ1個を一口大くらいにちぎって、全て大容器に入れ、牛乳を加えて蓋をし、1分回す

② 蓋を開け、スプーンでグルッと大きくかき回し、さらに1分～1分半回す

③ 器に盛ってできあがり

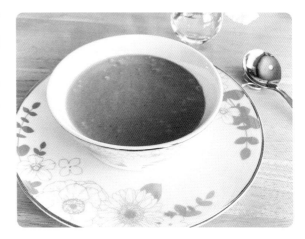

┌─────────────────────────────────┐
ポイントアドバイス
・ドーナツは、水分を吸うと粘り気が出てミキサーが回りづらくなるので、水分量を増やして飲み込みやすい濃度に調整してください。2～3回に分けて加えると良いでしょう。
　※詳しくは『ミキサーごはんの基本知識』粉もの7ページ、デザート類23ページへ
└─────────────────────────────────┘

みたらし団子

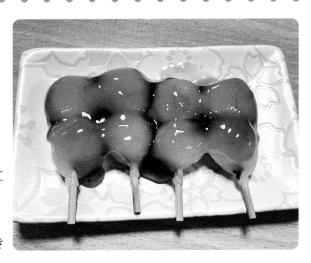

準備するもの

みたらし団子　小6粒（約90g）
水　50cc

ミキサーのかけ方（1人分）

① 団子を串からはずし、6粒小容器に
　入れ、ハサミで細かく刻む

② 水を加えて蓋をし、1分回す

③ 蓋を開け、スプーンでグルッと大き
　くかき回し、さらに1～2分回す

④ 器に盛ってできあがり

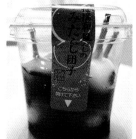

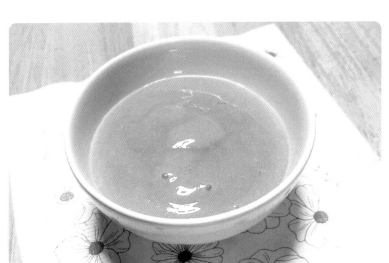

ポイントアドバイス

・団子は上新粉ともち粉をブレンドしたもので、少量でも飲み込みづらさを感じます。
　水分が少ないと飲み込みづらいので、水分量を調整しながらミキサーを長めにかける
　と良いでしょう。
　※詳しくは『ミキサーごはんの基本知識』ごはん・お粥6ページ、デザート類（大福、
　団子、おはぎ）25ページへ

　QRコードから各レシピの電子版をご覧いただけます（PDF形式）

苺大福（こしあん）・・・・・・・・・・・・・

準備するもの
苺大福　1個（約70g）
水　70〜80cc

ミキサーのかけ方（1人分）
① 小容器に苺大福1個を入れて、
　ハサミで細かく切る。水を入れて蓋
　をし、1分〜1分半回す
② 蓋を開け、スプーンでグルッと大きく
　かき回し、さらに1分〜1分半回す
③ 器に盛ってできあがり

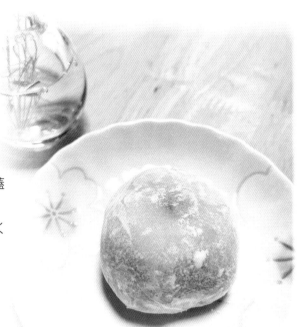

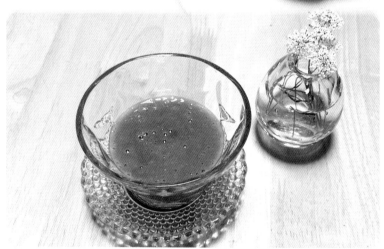

ポイントアドバイス
・大福は粘り気が強く、ミキサーの刃が動きづらくなります。しかし、苺大福の場合は、
　中のいちごが水分を多く含んでいるので回りやすくなります。
　（他の果物を入れてチャレンジしてみるのもいいかもしれません）
・いちごは、そのままミキサーにかけて食べると種（表面の部分）でむせることがあり
　ます。水分を加えることで、もち米などの粘りがとろみとなり、喉ごしが良くなります。
※詳しくは『ミキサーごはんの基本知識』果物 21〜23 ページ、デザート類（大福、団子、
　おはぎ）25 ページへ

QRコードから各レシピの電子版をご覧いただけます（PDF形式）

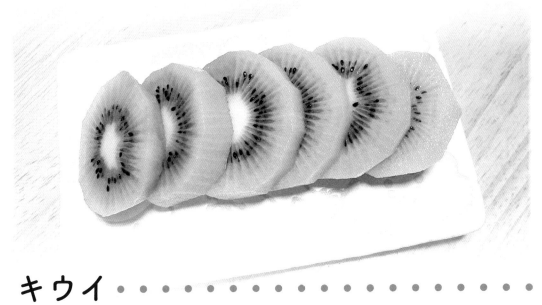

キウイ ・・・・・・・・・・・・・・・・・・

準備するもの（１人分）
キウイ　１個

ミキサーのかけ方
① 洗って縦半分に切り、中心部分の種を
　スプーンなどでくり抜いて取り除く
　皮をむき、実を１個分小容器に入れて
　蓋をし、１分回す

② 蓋を開け、スプーンでグルッと大き
　くかき回し、果肉が残っていないか
　確認して、残っていたらもう一度回
　して、器に盛ってできあがり

※ 果物は水分が多いので水を加えなく
　ても問題ありませんが、必要であれ
　ば加えてください

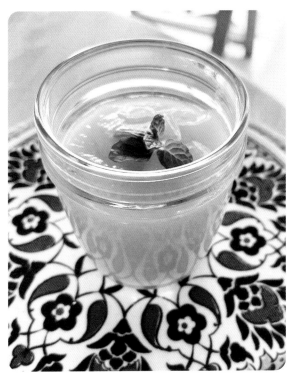

ポイントアドバイス
・細かい種のある果物（キウイ、いちご、すいかなど）は、ミキサーにかけても種の皮
　が残るので、むせる可能性がある人は、取り除いてください。
　※詳しくは『ミキサーごはんの基本知識』果物 21~23 ページへ

　QR コードから各レシピの電子版をご覧いただけます（PDF 形式）

みんなが食べられるメニューで
こんなプチパーティ

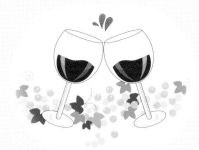

季節のイベントやお祝い事があるとき、
家族・友人・気の合う仲間とちょっとオシャレに、
食卓を囲んで一緒に特別な時間を過ごしてみませんか？

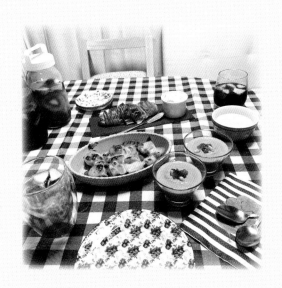

キュウリのヴェリーヌ ・・・・・・・・・・

きゅうりを使ったフランスのあっさり冷製スープです。
写真では、トマトと松の実をトッピングしていますが、ミキサー
ごはんの方は一緒にミキサーにかけてお召し上がりください。

材料（2人分）

きゅうり　2本
にんにく　小1個
バジル　5枚
プレーンヨーグルト　大さじ2
オリーブオイル　大さじ2
塩　小さじ1/2
こしょう　少々
タバスコ　お好みで
〈飾り用〉
トマト　適量
松の実(炒ったもの)　お好みで

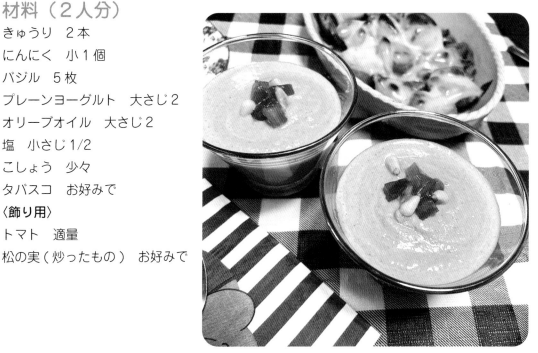

作り方＆ミキサーのかけ方

① にんにくを電子レンジで加熱しておく
② 大容器に材料をすべて入れて、ハサミで細かく刻み、蓋をして1分半回す
※松の実を一緒にミキサーにかける場合は、軽くつぶしてから入れ、よく回す
③ 蓋を開け、スプーンでグルッと大きくかき回し、さらに1分半回す
④ 器に盛ってできあがり

鶏肉と里いもの味噌チーズ焼き・・・・

お味噌をソースにした和テイストな一品。
とろけるタイプのチーズはミキサーにかけても塊が残りやすいで
すが、とろけないタイプを使うと飲み込みやすくなります。

材料（2人分）

鶏もも肉　150g

里いも(冷凍)　150g

しめじ　1/3パック

長ねぎ　1/4本

スライスチーズ（とろけないタイプ）　2枚

サラダ油　適量

〈合わせ調味料〉

酒　大さじ1

みりん　大さじ2

砂糖　大さじ1

味噌　大さじ2

作り方

① 鶏肉は皮と脂身を取り除き、一口大に切っておく

② 長ねぎは幅5mmくらいの斜め切りにする。しめじは石づきを切って取り除き、ほぐす
自然解凍しておいた里いもを半分に切る

③ フライパンにサラダ油を熱し、鶏肉をこんがり焼く。野菜を加え、一緒に炒める。合わ
せ調味料を回し入れてさらに炒める

④ 耐熱皿に盛り、上にスライスチーズをのせ、200℃に余熱したオーブンで10～15分焼く

ミキサーのかけ方（1人分）

⑤ 小容器に2/3の高さまで入れ、水50ccを加えて蓋をし、1分回す

⑥ 蓋を開け、スプーンでグルッと大きくかき回し、さらに1分回す

⑦ 器に盛ってできあがり

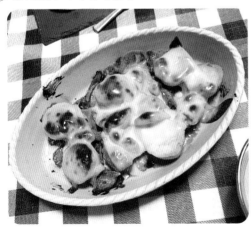
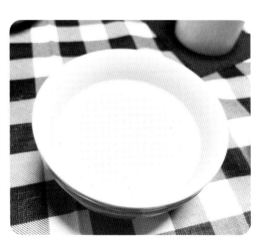

スモークサーモンのリエット・・・・・

サーモンをペーストにしたディップソースです。
パンや野菜スティックなどにつけていただきます。

材料（2人分）

スモークサーモン　約50g
キリクリームチーズ　2個（約30g）
オリーブオイル　大さじ2
白ワインビネガー　大さじ1
水　大さじ3
塩・こしょう　少々

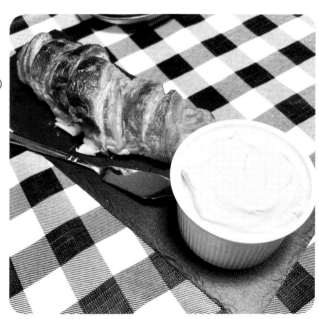

作り方＆ミキサーのかけ方（2人分）

① 小容器にすべての材料を入れて、ハサミで細かく刻み、蓋をして1分半回す

※ モッタリとしているので最初はミキサーが回りにくいですが、10秒ずつ動かすのを何度か繰り返していくと、上手く回り出します。スムーズな動きになったら長く回してください

② 蓋を開け、スプーンでグルッと大きくかき回し、さらに1分半回す

③ 器に盛ってできあがり

※ 私のおすすめは、ペーストにしたクロワッサンや野菜の上に、ディップソースをのせる食べ方です。写真ではクロワッサンにディップソースをつけています。

サングリア ・・・・・・・・・・・・・・・・・

ワインに、お好みのフルーツを入れた爽やかなお酒です。果肉は食べずに、果汁入りのワインを楽しみます。フルーツの皮は、むいても皮付きでも美味しくいただけます。季節のフルーツを使ってもよいでしょう。

材料（2〜3人分）

オレンジ　1個

ピンクグレープフルーツ　1個

キウイ　1個

りんご　1/2個

ミントの葉　適量

砂糖　大さじ2〜3

赤・白　ロゼワイン

　　（お好みの色で）　　約370cc

作り方

① フルーツはよく洗って切る

　　（キウイ以外は皮付きのまま）

② ボトルにオレンジ・キウイ・グレープフルーツ・りんごとミントの葉を入れたら砂糖を入れ、ワインを注ぎ入れる

③ グラスにワインを注いでできあがり

※ 飲む時に細かい果肉を入れたくない場合は、ワインを漉し器で漉してください。

※ サングリアを冷やしたり、温めたり、いろいろ飲み方を工夫するのも楽しいです。

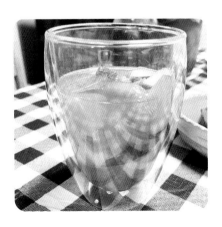
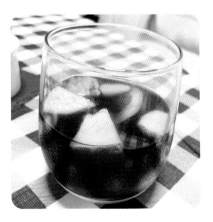

もしも！
のときの食事

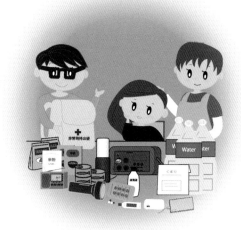

地震や洪水など、災害が多い日本。もしもライフラインが止まり、電気が使えない状況で、発電機もない場合には、ミキサーは動かせません。そこで、復旧・復興までの間、ミキサーごはんを食べる人がミキサーを使わずに調理できる食材とレシピ、非常用グッズを紹介します。

アルファ化米粉のおかゆ・・・・・・・

普通の米粉は生米なので、お湯を加えるだけでは食べられませんが、アルファ化米は、お米を炊いたものを乾燥させて作った加工米なので、お湯を加えるだけでおかゆになります。
離乳食や介護食、体調の悪い時にも使えます。

材料（1人分）

アルファ化米粉　大さじ3

お湯　100cc

貝柱だし（顆粒だし）　小さじ1

作り方

① お湯に貝柱だしを溶かしておく

② 米粉を器に入れ、お湯に溶かしておいた貝柱だしを少しずつ加えて混ぜる

③ 米粉がなめらかになったらできあがり

※ ダマが残るようであれば、漉し器で漉してください

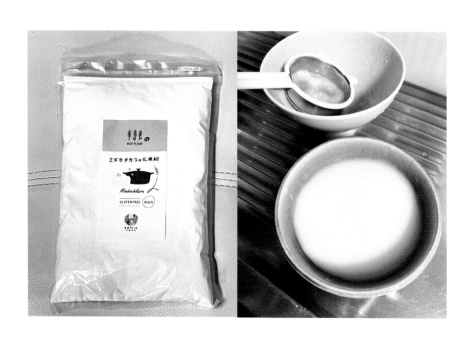

電気が止まった時の食事

　日頃から食事をミキサーにかけて食べている方にとって、突然の災害で電力の供給がストップしたとき、食事を摂れなくなることに不安を感じている方は多いと思います。

　もし普通の固形の食事が配給されたとしても、飲み込みづらさを抱える人たちにとっては、電源がなければミキサーを動かせないので、食べることができません。

　食事をミキサーで調理されている方が、非常時の状況で食事をするとなると、カロリーメイトなどの栄養補助飲料や「何らかのものを水分で溶かして飲む」ということになると思います。溶かせる食べものに、どんなものがあるかと調べてみましたが、ザラつきがないか、完全に溶けるかどうかという、確信が持てる情報が見つけられませんでした。

　そこで溶かせそうなものをと考えていて試そうと思いついたのが、米粉、脱脂粉乳、顆粒のコンソメ、乾燥全卵、ポテトフレーク、さつまいも・ほうれん草・にんじんの粉末、といった食材ごとのパウダーになっている商品でした。

　脱脂粉乳（大人のミルク）は、泡立て器を使えば、水でもお湯でも溶かすことができました。アルファ化米粉は、非常時のお粥にできそうな情報があり、水では溶かしきれませんでしたが、ぬるま湯で溶かしたところ、お粥として食べられました。

　顆粒のコンソメは、水では細かい粒が残り、泡立て器を使っても溶かしきれませんでしたが、お湯で軽くかき混ぜれば溶けました。

　乾燥全卵は、水やお湯で溶かしたものを、火を通さずそのまま食べて良いのかどうかの情報がなかったので、諦めました。

　ポテトフレークは、フレークだからなのか、水とお湯だけだと溶かしてもザラつきが残り、飲み込めませんでした。

　野菜パウダーは、簡単に水やお湯に溶けきれないものもあり、私が試したものは、野菜の色の点々とした粒が浮いていたので、のどに貼り付いてむせる恐れのある繊維が入っていたのかもしれません。

　そこで、非常時を想定して栄養が摂れそうな、スープを作ってみました。

　溶かしたコンソメ液に野菜パウダーを加えてから、溶かした脱脂粉乳に合わせてみましたが、野菜の粒は溶けず、私にはむせそうで飲めませんでした。漉せば飲める方もいるかもしれません。

　野菜パウダーは、通常のように調理をできる環境があれば、食材に繊維を混ぜ込んで料理として上手く使えるものかもしれませんが、飲み込めない人たちが非常時に食べるのには向かないと思いました。

　もし非常時に食事としてのスープをと考えるなら、溶ける野菜パウダーだけでは最低限のカロリーしか摂れないとも思います。パウダーを組み合わせたり、水に溶けるかどうかを気

にしたりして調理をするとなると、余裕のない非常時では本人も介助している人も疲れてしまいます。また、そうでなくても飲み込みづらい人は食べられるものが限られているので、普通の人に比べると体力がなく、避難生活での体調を維持するのは難しいと思います。

　このような時に、完全に水に溶けて、飲み込みの難しい人にも食べられて、栄養・カロリーが含まれた食材で、介護食のくくりではない、簡単にスーパーなどで手に入る健康補助食品があれば良いと思います。

　非常時に、飲み込みに悩んでいる人や、歯が折れたり、入れ歯をなくしたり、顎を怪我したり、食欲がない時などにも、みんなが安心して使える食品があったらいいなと思います。

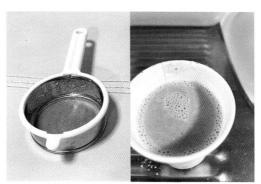

非常時に持っていると役立つ商品の紹介

　自宅から避難所へ移動する場合の防災用手荷物として、ここでご紹介する道具や食品などがあれば、停電時のミキサーが使えない状況でも、充分なカロリーは摂れないかもしれませんが、何も食べられないよりは数日間の助けにはなると思います。

　非常時の食事をいろいろ試してきましたが、ふと、自分が空腹を感じて手っ取り早くカロリーを補給したいと思ったときにインスタントスープを飲んでいたことを思い出しました。普段から何気なくやっていることが一番の近道だったという結論にたどり着きました。

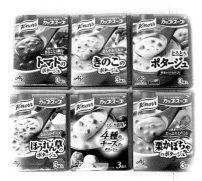 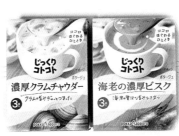 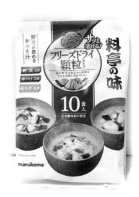

「もしも！」の最初のページでアルファ化米粉のおかゆを紹介しましたが、インスタントスープと、さらにカロリーを摂れそうなものとして、マヨネーズやお好きな味のドレッシングをおかゆにのせて食べるという方法も良いと思います。（私は今でも入院するときには、お弁当用マヨネーズでおかゆを食べていました）

　非常時にパッと口に入れられるような、はちみつやチョコレートなど、口の中で溶けやすいものも非常用として持っているといいかもしれません。

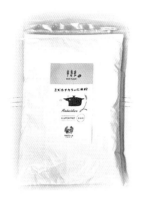 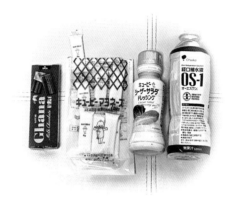 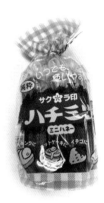

　電気がなくても、温かいものが食べられたらホッとします。

　一時的にでも過ごせるように、お湯を沸かせて、計量できて、インスタントスープの具を漉せる道具を揃えて持ち出せるようにしておくと安心かもしれません。

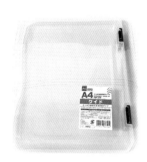 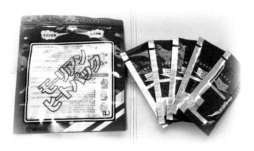 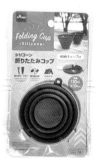

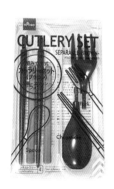 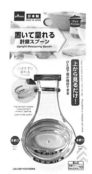 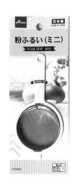 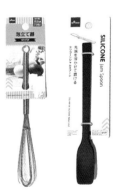

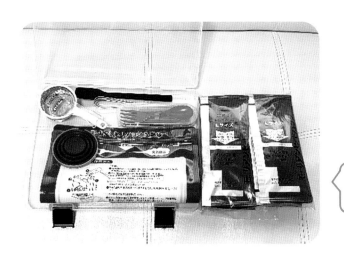

道具を A4 のファイルケースに
まとめて入れました。

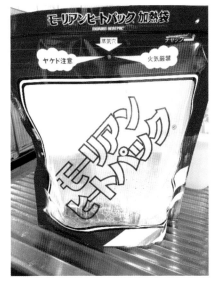

　加熱パックを使って温めるという方法もあります。加熱パックにはいろいろな種類があると思います。

　缶コーヒーとレトルトカレーを入れて、どのくらい温まるのか試してみました。加熱剤に水を加えた途端に沸騰が始まり、15 〜 20 分で熱々になりました。上から出てくる蒸気がかなり熱いので、パックの開封時は必ず軍手やタオルを使用してヤケドに注意してください。

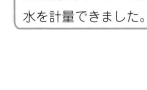

加熱剤が入っていた袋で
水を計量できました。

　加熱パック、耐熱の折りたたみカップやお皿など、東急ハンズやキャンプ用品専門のショップを見ると、普段から使えそうな商品がいろいろあります。漉し器やヘラ、カトラリーといった道具は 100 均などでも購入できます。

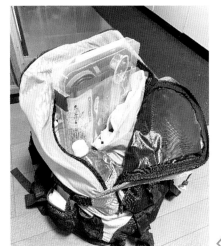

防災用に準備してある持ち出しリュックに、
道具をコンパクトに収納しました。

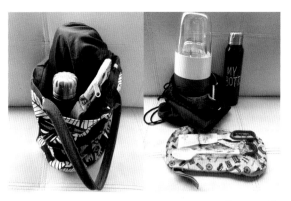
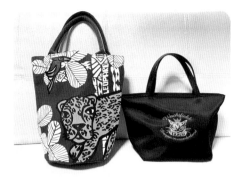

ミキサーバッグの紹介

　私は、外食するときにはいつもミキサーを持ち歩きます。

　ミキサーを使うためには電源が必要ですが、行った先に必ず設備があるとはかぎりません。ですが市販されている発電機やポータブル電源は大きくて重く、とても持ち歩くことができません。

　その悩みをあるエンジニアの方に相談したところバッテリー感覚で使える小型の外出用装置[1]を試作してくださり、それからは電源のない場所（キャンプ場などの屋外やレストランのテラス席）での食事が可能になりました。

（残念ながら今は作れる方がいらっしゃらないのでどなたか作ってくださるという方、またはメーカーさんを募集中です）

　なるべくコンパクトにまとめられるとお出かけしやすいので、私はミキサーと調理バサミ、スプーンとお湯を入れた水筒をひとつのバッグに、試作していただいた外出用装置もひとつのバッグに入れて、計２つを車いすの後ろにかけて移動しています。

[1] ミキサーは家庭用電源である交流でしか使えないので、バッテリー（直流）でも使えるように専用の電子回路を作って直流・交流変換器を試作してもらいました。この装置一式により、外出先でもバッテリー感覚でミキサーが使えるようになりました。以下、これを「外出用装置」と呼びます。

外食の動画はこちら

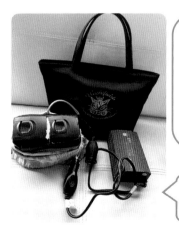

このように外出用装置が入っているバッグから電源をとれるので、どこででも食事ができて便利ですが、このようなものは、今のところ市販品がありません。

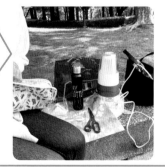

外出用装置
バッテリー感覚で使える試作の直流・交流変換装置一式です。

食べることが難しくなった私の話

〈私にとっての「食べること」〉

　「はじめに」で、食事は人と人をつなぐかけ橋の役割をしていると書きました。

　食べることは生きて行くうえで、体に栄養を摂り込むための必要な行為ですが、それだけでなく、誰かと食卓を囲み、その空間を共に楽しむことで人と人がつながり、心の栄養を摂るというものが人の食事だと私は考えます。

　２０代前半の頃、決められたこと以外はできず自由のない施設で生活していたときに知り合ったボランティアさんたちと友達になり、外出泊の許可をとっては時々ショッピングに出かけたり、お家にお泊りに行ったり、食事をしたりと楽しい時間を持つようにしていました。食べることが特別好きというわけではないのですが、私にとって「食事」はコミュニケーションとして不可欠なことだったように思います。

　身体に障害があっても、考えることや感じることは普通の人たちと何も変わりません。

　２０代の女の子といえば、友だちとショッピングに行ったりお茶したりするのが楽しい年頃。

　私も同年代の女の子と同じように、美味しいスイーツなどの話題に盛り上がったりしました。食事をしながらだといろんな話をすることができ、普段は話せないことでも不思議と壁がなくなり何でも話せる、とても大切な時間だったのです。

〈食べ物を飲み込めなくなってしまったこと〉

　私には生まれたときから重度の筋肉の病気があり、筋力が弱く、食事は固いものを噛むことに時間はかかっていましたが、普通に飲み込むことはできていました。

　しかしある日、突然、食べ物を飲み込めなくなってしまいました。

　いつもと変わらず体は元気だったので、自分でも何が何だか分からず、『きっと今日は疲れているんだ』と自分に言い聞かせ、そうして１ヵ月くらいをほぼ水や牛乳や味噌汁などの水分だけで過ごしていたところ、栄養不足で倒れてしまいました。

　そのときの私にとって、食べられなくなったら家族や友達と食事ができなくなるというのが一番の恐怖で、そのことを知られたくなく、誰にも言えなかったのです。

　そして飲み込みの検査を受けることになり、"筋力の低下"という結果に現実を突きつけられ、その日から施設では医師の処方で「ミキサー食」という、ミキサーで細かくした食事に切り替わりました。

　友だちは気を遣ってくれていたのだと思いますが、優しい人たちばかりなので、私に対して普通に食事をできることに申し訳なさを感じてしまったようで、積極的に食事に誘われることは少なくなっていきました。私は「障害が進行して、食べものが飲み込めなくなった」

という現実よりも、食事に誘われなくなることによって周りの人が離れていくことの方が悲しくて仕方がなく、どうしようもない孤独感に襲われていきました。

さらに、私が周りの人に言えなかった理由には、もう一つのことが大きく影響していました。それは私の生活環境にありました。

〈私が苦しんだ「流動食」という言葉〉

医療の現場では長期的に口から食事を摂れない場合の手段として鼻から（あるいは手術で胃に直接）チューブを通し、そこから栄養を摂取させるため液状の経腸栄養剤を注入するのですが、それを食事と位置付けたときに「流動食」と呼ぶことがあります。

私の育ったところは医療を受けられる施設だったので、鼻から栄養チューブを入れて食事をする人たちがいました。

私が幼いころ、一緒に入所生活をしているその人たちに対して、「流動食になったら終わりだね」と職員の方たちが笑いながら流動食のチューブをつなぐなど、偏見的な表現が日常的に使われていました。

それは悪気もなく、何気なく口から出た言葉なのかもしれません。

流動食というものが医療に従事する人たちにとって、そう感じられてしまうものだったということではないでしょうか。

けれど、どんな形であっても、その人にとっては大切な食事です。私はその食事を肯定してほしくて、そういう言葉を聞くたびにいつも、もっとポジティブな声がけができないものかなと子供ながらに思っていました。

私自身がその偏見の影響を受けてしまっていたために、そのときの悲しい気持ちやネガティブなイメージが大人になっても私の心に強く残っていて、もし流動食になってしまったら、きっと（周りの人から）人として終わりと思われる人間になってしまうと思い、飲み込みが弱くなってしまった現実をなかなか受け入れることができなかったのです。

〈施設で配膳されたミキサー食〉

私にとって初めてのミキサー食は、施設から配膳されたものでした。少しでも繊維が残っていると飲み込めないほど嚥下状態が一気に悪くなった私ですが、食材がなめらかであればまだ飲み込めそうだったので、ちゃんとペーストされたものがミキサー食として出てくると思っていました。

ですが実際は、軽くミキサーにかけられただけのおかずで、お肉や野菜の繊維がたくさん残った水っぽく少量のものがお皿の上に平たく伸ばされた状態で出てきて、私はほとんど飲み込めず、食べることができませんでした。

ショックを受けた私は相談というかたちで、調理の際に繊維などが残らないようにしっかりペーストにして欲しいと職員に伝えると、「一人一人の飲み込みの状態に合わせた対応はできないから、流動食にするしかない」と言われ、まだ口からご飯を飲み込むことに望みを持っていたかった私は我慢するしかありませんでした。

食事はお粥のペーストとお味噌汁の汁以外ほぼ食べられなかったのですが、食べられているフリをしていました。

　配膳される量がそもそも少ないので、私が何も食べられていないことには食後の食器を見ても誰も気付かず、むしろ良く食べていると表に記録されていました。

　飲み込みが難しくなってからの食事の時間は、悲しくて憂鬱なのに、空腹で身体は食べたがっているという、心と体が一致しない状態で苦しくてたまりませんでした。

〈支え〉

　そのとき残っていた私の心の支えは絵を描くことだけでした。

　私は絵を描くことが好きで、ひたすら描いていれば現実を忘れられ、描くことで生きている感覚を得ようとしていた気がします。

　でも絵を描くことにも体力を使います、食べなければいつまで絵を描けるかわかりません。そんな私のことに誰も無関心な中でただ一人、看護師長さんだけが気付いていてくれたのです。師長さんはいつも忙しくされていましたが、配膳の時間に食堂に来られるときには、普通食の鍋から煮物のタレや、カレーやシチューのルーの具のない部分をすくい、私に食べさせてくれました。

　ある日、朝早い時間に誰も居ない所で一人絵を描いていたときも、「あなたはこういうものででもカロリーを摂らないとね」と、師長さんがバッグからさり気なく私にチョコレートを渡してくれたりしたのです。

　病状が急激に進んで不安の中にいたその時の私にとって、気にかけてくれる人がいたことは本当に心強く、有り難かったです。

　心配してくれる人がいると感じられ、私はそこから何となく気持ちが前向きになっていった気がします。

　飲み込みが弱くなった自分自身と向き合い、食べられないことで友達と疎遠になりたくない！　周りにいる人たちに、以前のように食べられなくなった自分を理解してもらいたい！と考えるようになり、何とか食べられる方法を見つけて交流をし続けたいと強く思うようになりました。

　施設から出される食事は食べられないものが多かったのですが、少しでも栄養を補給して体力を維持するためにカロリーを摂ろうと、自分なりの工夫で配膳で余っていたマヨネーズやケチャップを比較的飲み込みやすいお粥にかけてもらい食べるようにしました。

　個人的なお願いは小さなことであっても基本的に認められませんが、優しそうな職員さんに頼むことができればミッションは成功でした。

　やがて私は、友だちや家族との外出やお泊りをする時に一緒に食事が摂れるよう、持ち運びができそうな小型のミキサーがあればいいと思うようになり、ミル付きのミキサーを探して購入してみたのです！

〈ミキサーごはんデビュー〉

　ミキサーを手にして、最初に「食べたい！」と思いついたのはなぜか"カップラーメン"でした。

　施設で思うように食べられないことや、出されている味のない食事によるストレスもあって、そういうジャンクなものが食べたかったのかもしれません。

　その頃はまだ経験がなく、食材の分量や性質に対して水分量の目安が大事であることなど何も分からなかったため、ミキサーに麺と汁を一気に全部入れたところ、麺が驚くほど汁を吸ってしまい、ねっとりした塊になり、飲み込めるものではありませんでした。

　ちょうど良いとろみを出すまで何度も水を足したところ、最終的にすごく量が多くなってしまいましたが、そのときのラーメンは最高に美味しかったことを今でも覚えています。

　これが私の「ミキサーごはんデビュー」でした。

　それからはいろいろな食材をミキサーにかけ、どんなふうにしたら食べられるかを試し続け、友達や周りの人を積極的に誘って出かけるようにしました。

　次第に、友だちから「この食材はこうしたら食べられるんじゃない？」と、いろいろなアドバイスをしてくれるようになり、外へ出て行く機会も自然と増えていきました。

〈ミキサーごはんになってからの大きな決断〉

　私の食事がミキサーごはんになった頃というのは、重度の障害を持った人の人生には、施設に入るか、自宅の中で過ごすという選択肢しかありませんでした。

　私がいた施設は人里離れた場所にあり、外部との関わりには閉鎖的で、厳しい規制があり、そこでは自分の意志による行動や発言は認められず、地域で生活するための情報、制度などを知る手段もなく何年も過ごしていました。

　重度の障害者が地域に出て生活するということは、現実にはありえない夢の話でした。

　でもあるとき、施設にいた年上の人が、経緯は分からないですが、障害者の支援団体とつながって自立生活を始められたのをきっかけに、そこから一人、また一人と続けて先輩たちが施設を出て行かれ、そこから私にも希望が現実的なものとして見えてきたのです。

　とはいえ、重度の障害者が施設を出て暮らすには健康な人の何倍ものパワー（体力と精神力）が必要になります、しっかりとした計画と覚悟もなければなりません。

　ましてや私はミキサーを使っての食事しかできないこともあり、自分で生活していくことができるのか何度も考えましたが、挑戦せずに後悔をしたくないと思い、自立生活に向けてのプログラムを受けて私も施設を出ることに決めたのです。

〈ミキサーを持って外の世界へ〉

　施設の外の生活は、すべてが初めての連続。

　それまで自分で選択することがない環境にいたので、介助者さんを派遣してもらって自分自身で選択をして生活していくことに最初は戸惑っていました。

でもその生活の中で、「目的地までどちらの道を通るか」や「カップはグラスとマグカップどちらにするか」などの、誰でも当たり前にやっているであろう、ほんの小さな選択を実現できる日々に私は幸せを感じていました。

　そして、私が施設を出て一番に力を入れたかったことは、やはり"食事"でした！
「やっとミキサーを使って自分に合った食事を作っていける」という期待と喜びがありました。

　メニューから自分で考えて、介助者さんの手を借りながら一緒に作りました。でき上がった料理を「ミキサーのカップにこれくらい入れて…」、「水はこれくらい入れてみて…」、「ミキサーを３０秒回してみて…」と、試行錯誤する毎日はまるで研究者のようでした。

　自分に合う美味しいペーストができると嬉しくて、食生活はとても充実し、以前よりもずっと健康になって風邪を引くことも少なくなっていきました。

〈寝たきりになった時のために考えること〉

　一口に嚥下障害と言っても、私のように筋力がない人と、高齢者の方との嚥下状態には違いがあるかもしれません。

　私の今の飲み込みの状態は、サラッとしたものでむせることはなく、トロミ剤を使う必要はありません。

　筋力がないことと体の変形が主な原因なので、体勢によって飲み込みの状態が変わります。

　電動車いすに座らせてもらった状態で指先を少しだけ動かすことができ、スプーンを持たせてもらってお皿やコップをセッティングしてもらえばひとりで食事ができ、自分で首の向きを微妙に変えながら飲み込んでいるので、身体を横にした状態では自分で首の調整ができず、飲み込むことが難しくなります。

　今はまだ飲み込みの力が少し残っていて、介助者さんの手助けがあれば座っての生活もできますが、いずれ病状が進み、寝たきりの状態になる日が来るかもしれません。

　そのような状態になって口からの食事が困難になると考えたとき、いろんなお料理の味を舌で感じられるような調味料のようなものがあればいいなと常々思っています。

　例えば、スナック菓子のまわりにかかっている美味しい味のパウダーを使って、豚肉の生姜焼き味の、餃子の味、焼き魚の味、コロッケ味のパウダーや、またはエッセンスなど、いろいろな味のバリエーションがあれば、家族の夕食と同じものを舌の上にのせて食事を共有することができたらと、想像するだけでも楽しくなります。

　まず口から食べられるための工夫を優先的に考え、口からの食事が難しいのであれば胃ろうの選択肢も含めて、香りで楽しむ工夫、目で楽しむ工夫と、もっと食事にいろいろなパターンがあり、いつまでも食事を「楽しみながら」できたら素敵です。

　どんな人も楽しめる食事について、私はいつも真剣に考えているのです。

〈外食にチャレンジ〉

　自分でいろんなことを選択できる生活が始まり、外食をする機会も増えました。

飲み込みづらくなっても、料理をミキサーにかけられさえすれば食事ができる人はたくさんいます。

　そのことをいろんな人に知ってもらいたくて私は積極的にいろんなレストランに行き、いろいろと試みてきました。

　たとえば、電話でお店に問い合わせて、お店の料理を厨房でミキサーにかけて欲しいとお願いしたとき、「どんなふうにしたら良いですか？」と、快くミキサーにかけてもらえるお店もありますが、逆に「そういうことはやったことがないので」とか、「他のお客様にご迷惑なので」と断られたりするお店も多く、そしてまた、そのお店の料理を食べたいと思って問い合わせているのに「ご自身で作ってミキサーしたものを持ち込むならお席だけ提供します」と言われたこともありました。

　私の使っているミキサーはとてもコンパクトで、回しても静かな音なので、自分のミキサーを持って出かけているのですが、その場で直接レストランを選んで入る場合は、最初にお店の人に料理をミキサーにかけないと食事ができないことを伝えて、ミキサーを使用するためのコンセントを借りたいとお願いします。

　コンセントを貸して頂けるお店もありますが、逆に「コンセントは貸すことができない決まりになっている」と言われたり、コンセントがあっても入店をお断りされたりする場合もたくさんありました。

　お断りされる理由のひとつには、きっとミキサーは大きな音が出るものというイメージもあるのかもしれません。

　私は、ミキサーは飲み込みづらい人が食事をするときに必要な道具であることや、ほかの多くのお客さんと同じようにそのお店の料理を楽しみたいのに、コンセントを使えないだけで食べられない人が出てしまうことを飲食店の方に知ってもらい、考えてもらうきっかけになればと思いながらお店のドアを開けているのです。

〈コンパクトで音が小さなミキサーにたどり着くまで〉

　外食の話のところで少し触れましたが、私はコンパクトで音が静かなミキサーを使っています。

　現在使用しているのは、イワタニの「サイレントミルサー IFM-S30G」という製品で、私はこのイワタニの製品にたどり着くまでにいくつかのミキサーを試してきました。

　最初の頃に、母が家にあった大きなジューサーミキサーで食事作りに挑戦してくれましたが、容器が大きすぎて少量の食材では攪拌できず、注ぎ足すうちに結局２、３回分の食事の量ができあがってしまい、何度もその料理を食べなくてはならなかったことがありました。

　大きいサイズでは置くスペースも必要になるので、もっと小型のものがよいと感じました。小型で、よりなめらかなペースト状にできる製品を探していたその頃、煮干しやお茶の葉を

粉砕するというミルの機能が備わったミキサーのテレビCMをみて、私にはこちらのタイプのものが合うのではないかと思い、類似したもので少し安い商品を購入しました。

　すると今度はミキサーの音についての問題を感じるようになり、もっと音の静かなものってないのだろうか？　と、さらに探しました。

〈外食時にお店でも使えるミキサー〉

　あきらめずに毎日ネットで検索していると、「静」という文字が目に飛び込んできたのでクリックしてみると、それはイワタニのミルサーという商品でした。それが先ほどの、以前CMでよく目にしていたイワタニの製品だったと、購入したあとに気が付きました。

　早速使ってみると、食材がとてもきれいなペースト状に仕上がり、しかも私には他社のものものよりも音が小さく感じられ、驚きました。

　静かめの音楽が流れている店内でミキサーを使っても、隣の席にいたお客さんも音をほとんど気にならないようなのです。

　私が使うミキサーのように、特殊な機械を使わなければならない人にとって音が静かなのは、周りの人達から敬遠されないためにもとても重要なことのひとつです。ミキサーの機械音が静かなら他のお客さんたちの中で目立つことなく、自然とその場にいられて、安心して食事ができるのです。

　私の食事は、料理をなめらかなペースト状に仕上げることが重要ですが、ミルサーは理想的なペーストにすることができるので、むせることなく食べ物が喉をすべります。しかも本体はペットボトル1.5本分くらいの重さしかなく、小さくて持ち運びがしやすいので、私はこのミルサーをトートバッグに入れて持ち歩き、いろんなお店で食事をしています。

　イワタニのミルサーはモデルチェンジをするごとにどんどん音が静かになっています。

　粉砕の技術に力を入れているメーカーはたくさんありましたが、ここまで静かさも追及しているメーカーはなかったように思います。

　それからというものずっと私はミルサー利用者です。

　ですが、いっぽうで長く愛用している者が直面するモデルチェンジ時に起こってしまう「旧タイプが廃盤商品となっていく」という問題点があります。

　イワタニに限らずほかのメーカーなどにも言えることですが、もはやこれが"生きるための道具"になっている私にとってカッターの廃盤は死活問題なので、旧タイプのカッターを使い続けられると助かるなと思っているところなのです。

〈夢が叶う①～イワタニ訪問～〉

　いつかこのミルサーに助けられている感謝とさまざまな思いをお伝えしたいと思っていたところ、なんと直接イワタニの本社に伺い、お話をする機会を得ることができました。

　そのときに、製品開発の担当の方に開発までの道のりや、ご苦労されたことなどをお聞きすることができました。

私もミキサーを使う中での疑問点や困っている点をいくつか質問させていただいたのですが、いろいろなことをアドバイスしてくださいました。

　カッターを長持ちさせるちょっとした方法や、最新のサイレントミキサーに旧タイプIFM-800DG付属のカッターも使用可能だということ（理想的なペーストのためにはサイレントミルサーに付属の4枚刃カッターよりも旧タイプの2枚刃のカッターの方がなめらかに仕上がります）など、モデルチェンジで音の改善はしたものの、カッターのリニューアルで使えなくなったと思い困っていたのが、旧タイプのカッターを使用できると教えていただけてホッとしました。

〈夢が叶う②〜小型外出用装置の試作〜〉

　私は絵やファッションに関するイベント会場や展覧会によく出かけるのですが、そういうときにも食事をするためにミキサーを持ち歩いています。

　そういう場所でレストランに入店する時にコンセントを借りることができた日はとてもラッキーです。

　正直なところ、コンセントを借りる交渉は、元気なときは良いのですが、心の負担になる日もあります。

　交渉などをしなくても、どこででも食事ができるのが理想です。

　皆さんの中には、お祭りの屋台やキャンプなど、野外での食事をされたことがある人も多いかと思います。

　私もお祭りなどの楽しい場所が好きでよく行きます。

ただ、野外にはコンセントがないため、屋台などではいつも飲み物だけ買い、あとは近くのコンビニで調達したヨーグルトなどを食べたりするしかありません。

　お祭りの屋台やお花見、海を見ながらベンチでご飯を食べるなんていう願いは叶うことはないと、ほぼ諦めていました。

　「持ち歩けるような小型のバッテリーがあれば、外でも食事ができるのに」といつも思って探してはいましたが、市販のもので携帯できるようなものがありません。

　バッテリーのようなものでミキサーが使えるようになれば、行動範囲はかなり広がると思います。私は、洋服や靴の仕事をしている福祉技術研究所の方と食事をする機会がよくあります。あるときミキサーの話になり、その方が外での食事にバッテリーでも動くようなミキサーの必要性を感じて会社の知り合いのエンジニアさんに掛け合ってくださり、試行錯誤しながらミキサーが動く外出用装置を試作して下さいました。これにより私にとって長年の夢だった野外での食事が現実となり、夢ではないことを確認するためにそれを持って海に出かけました。

　テイクアウトしたカレーを持って、目の前に海が広がるベンチでこの外出用装置にミキサーをつなぎ、ドキドキしながら慎重にスイッチを押し、なめらかなペーストにして無事食べることができたのです！

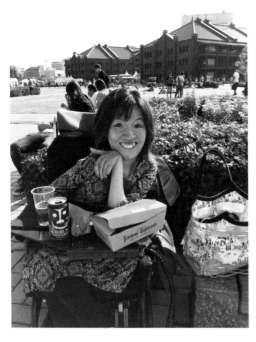

　私にもこういう開放的な場所での食事ができることにしみじみ感動し、美味しく楽しい食事をまたひとつ実現できたことが嬉しくてたまりませんでした。

　普通の人が当たり前にできていることは、本当はとても素晴らしいことなのです。

　その後も何度かこの装置の改良を重ね、かなり小型にしていただき、今ではミキサーとセットで持ち歩くことが増えました。いろんなご当地料理の屋台などが出るイベントで屋台の前を（車いすに乗って）歩いていると、お店のお兄さんに「いかがっすかぁ〜」と呼びとめられることがあります。食べられなかったときにはあまり目を合わせられず、スーッと通り過ぎていましたが、この装置を持ってからは「どれどれ、それはどんなお料理ですかぁ？」なんて、食べられることが前提で対応できるようになりました。

〈非常時に食事ができる安心感〉

　この装置があることで、どこででもしっかり食事ができるということは大きな安心です。

　そしてこれを使ってみて分かったのは、食べ物と水とミキサーがあれば、災害による停電時などでもしばらく（充電されている間）は普通食を配給されても食べられるということです。飲み込みの大変な人でも、自分の命を自分で守れるのです。

　試作品ではありますが、この装置があることで非常時にしっかり食事ができるということは災害への不安感を大きく変えてくれました。

　何故なら、いざと言うときに使えるものだからです。

　本人または家族などに飲み込みの問題を持つ人たちがいて初めてその必要性が理解できるのかもしれません。飲み込みが難しい人たちの食事の解決策が広く知られないのは当事者だけの問題と片付けられ表には出てこないためではないかと思います。

　でもこれは、周りの理解と協力で変われるのだということも私は感じました。

　このような商品の必要性を知ってもらい、将来的にメーカーさんが開発・販売してくだされば、食事で困っているたくさんの高齢の方や障害がある方たちにはとても心強いのではないかと思います。

〈飲み込むことが難しい人たちがいることを知って欲しい〉

　最近は駅にはエレベーター、多目的トイレ、スロープなどが設置され、街のバリアフリー化が進みましたが、福祉制度の面では大きくは変わっておらず、今でも重い障害を持つ方たちが地域で生活するためには、本人の努力だけでは解決できない問題がたくさんあります。

　これまでの日本の社会では、重度の障害を持つ人と健常の人が教育の場において分けられてきました。その結果、多くの人は身近に障害を持つ人があまりいないため、テレビや新聞などで見聞きすることはあっても、それ以外ではいろいろな障害が存在することを知ることができず、なかなか理解することが難しいのではないかと思います。

　だから食事に関しても飲み込むことが難しい人がいるということを知らない人が多いのも仕方のないことだと思っています。

　『食事』というと一般的に「原形や食感のある食材」を食べることと解釈されていることが多いように思いますが、「原形や食感を変えた食材」を食べることも『食事』に変わりないのだということを、食について関心を持っている方たちに気付いてもらえたら嬉しいです。食に対してそういう解釈をする人が増えれば、高齢になっていくことや、体に障害を負って生きることになっても、それが特殊なことでなく自然な社会のひとつの風景であるという認識になり、それほど抵抗を感じずに過ごせる世の中になるのではないでしょうか。

　私のミキサーごはんの考え方が栄養学と違うのは、まず口から食べたいという思いと「ごはんっておいしい！」と言える、心にも満足のできる食事を大事にしているところです。

　栄養を考える一つ前の段階なので、美味しさを感じて食べられれば栄養は後からついてきます。

　「ミキサーごはん」は当事者の私が真剣に悩んでたどり着いた、美味しくごはんを食べ続けるため、大切な人たちと一緒に過ごすためのひとつの方法なのです。

　私たちのような嚥下障害のある当事者の、声なき声を分析して聞く力を持っているのは、一番近くでサポートする医療に関わる人たちと、嚥下食、介護食や、ミキサー食などの専門家、または、飲食関係を含めた食の専門家だと思っています。

　食事の面でのバリアフリーはまだまだですが、私のような障害のある当事者にできることは、外に出て行って食べる工夫をする姿を見てもらうことだと思っています。

　いろいろな障害がある中に、飲み込みに障害のある人たちがいるということを知って、どんな人も過ごしやすい社会を作っていってもらうことを願っています。

食べることが難しくなった方たちの話

　食べられなくなった方たちにもそれぞれにいろいろな経緯や、食べられなくなったことへの受け止め方があります。

　ここでは私とは違うケースの、以前のように食べられなくなったご本人や、そのご家族についてのいくつかのエピソードをご紹介します。

　この、食べられなくなった方たちと私には、病気の種類や生活環境は違いますが、いくつかの共通する点があります。

　まず、「食べられていた状態から食べられない状態へと身体が短期間で移行してしまい、心が追いついていない」という同じ悩みを抱え、かつての私と同じようにミキサー食というものに対しての抵抗感があり、受け入れることに時間がかかっているということ、そして、ご家族の介護をされている方では、健康状態を維持するためのより良い食事形態を模索しなければならないという、飲み込みで体力が弱っていた当時の私と同じストレスを抱えている方がいるということのふたつの点です。

　どの方も深く悩み、解決策を探されていました。

　ですが、ミキサーを使うことで美味しく食べやすいごはんができることを、私が個人レベルで伝え続けていても、食事に良いイメージや希望が持てずに過ごしてきた方の心にはなかなか届きません。

『その原因になっているものは何なのか・・・』

　私は今これを読んでくださっている「食」に携わる専門分野（医療・飲食関係）の方たちに、是非このことについて一緒に考えてもらいたいと思っているのです。

　現在の医療機関では（すべてではありませんが）診断後に必要な医療ケアの説明が事務的に行われて、短期間に良い結果が出なければ他の十分な情報や選択肢が与えられないまま医療行為で完結させてしまう印象を私は受けています。もちろん、生命の維持が医療の使命なので病状に必要な医療行為をするのは間違いではないですし、何とかして力になれたらという思いを持たれている医療関係者の方はたくさんいると思います。

　しかし、飲み込みで悩まれている障害者の方・高齢者の方から「本当に必要な情報を誰も教えてくれない」、「相談できる機関（または人）がどこにあるのか分からない」ということをよく聞くのは、まだまだそういう状況が多くあるからではないかと感じています。

　私たちは、飲み込みが難しい本人や家族への食事に対してのサポートや助言を必要としています。飲み込みづらい人の生活に密着した専門家（アドバイザー）や専門機関がどこかにあれば、私はそこがもっと身近で頼ってもいい存在になるべきと思いますが、医療現場でもそういった情報がなく患者さんにつなげられずに、もどかしい思いをしているのが現状なの

ではとも思います。

　嚥下のサポートにはいろんな形や方法が考えられると思います。

　たとえばそのような機関で、その方の飲み込みに合った食事法や作り方のノウハウ、食べられる・食べたくなるレシピを伝えられれば、すぐにでも利用したいという方はたくさんいると思います。

　外食においては、ミキサーを使え、一般で対応してくれるお店（バリアフリーを謳ったお店に限らない）の情報などをその機関で収集して大勢の人に紹介してくれると、私たちも家族や友人といった共に食事をしたい人たちと心置きなく外食を楽しむ機会を増やすことができ、逆にお店側にとっても、「どんな食事を出したらいいのか」、「どんな対応をしたらいいのか」といった不安を解消することができると思います。

　また、家庭での食事においても、家族と共に食卓を囲み、同じ食事をいただく際の参考になるような、美味しそうに見える盛り付け方やテーブルウェアを提案したり、さらには美味しく楽しく食べるために、その方の病状に合う音楽や間接照明などの空間アドバイス的なこと（セラピーなどの療法的な面も持つもの）をする人がいればいいなと思います。いろいろな分野からの情報や、提供する側の個性や特技を活かしてもらえればいいのです。

　もし今までにそのような情報を提供する機関や人が存在していたら、私も彼らもそこに相談できていたでしょう。

　人は誰でも必ず老いていきます、病気にかかることも起こり得ることです。

　障害があるから環境を分ける、食べられないから環境を分ける……それはなにか違うと思うのです。環境を分けるという古い解決方法ではなく一緒の空間で幸せに過ごす方法を探すという考え方に切り替えて行って欲しいのです。

　情報が多岐にわたれば、私たちの生活にも専門の知識を取り入れられ、ただ栄養を摂るだけの寂しい食事から抜け出すことができ、体に障害を負っても、高齢になり食べ物を食べにくくなっても、食事というところでは社会や家庭から切り離されることが少なくなります。

　そのような機関や専門の方から情報が発信されることで、私たち当事者や家族や、一般の方たちが不安に感じる「食べられなくなること」に対してのハードルが下がり、もっと食事を肯定的に、さらには食事をすることが幸せに思えてくるのではないかと考えます。

　食べられない本人や家族は、障害を受けて、それでもそこから先もずっと生活を続けなければなりません。

　ですが私たちが専門家と思っていた人や機関は、ミキサーの食事に対してどこかまだ他人事のような、もしかすると専門家自身が偏見を持っているのではないかとさえ感じてしまうのです。

　だとしたら、それは彼らも、そう思わされてしまう社会の中で過ごしているからではないでしょうか。

　最初のほうにも書いたように、力になりたいという思いを持って仕事をされている方はた

くさんいると思います。それでもなぜ食事に希望を持てず、あきらめの気持ちになってしまう当事者が多くいるのかを、食に関わる現場の方たちが一緒に考えて、ずっと改善されなかった原因になっているものを突き止め、変えて行かなければ、この先も変わらず食事に悩む人は出続けます。

どんなに当事者だけが動いてもそれは小さく弱い力で限界があります。

みんなが動くことでしか変えられないのです。

そしてこれは医療分野だけではなく、どうか飲食業界も一緒になって考えていって欲しいのです。

いろんな人たちの問題であることを改めて知ってもらうために、以下に具体的なエピソードを挙げさせてもらいました。

ある方のお話①

Ｙさんは筋疾患で、ご家族と一緒に生活をされています。

飲み込む力が少しずつ弱くなられていますが、普通の状態に近い食事をしたいという強い思いを持たれ、現在は食べ物を細かく刻み、ゆっくり時間をかけて食べておられます。

しかし量を食べられないために栄養が足りず、身体を心配したＹさんのお姉さんが、私がミキサーごはんを食べていることを知って、「話をしてやってほしい」とお願いされました。

私も以前から彼のことを心配していたのもあり、食事の話に触れたくないＹさんに、「最近飲み込みはどう？」「こんなふうに食べれば沢山食べられるよ」と一方的にお話をしてしまいました。

Ｙさんは優しい方なので「ん〜、そうかもね」と苦笑いで聞いてくれていました。

その帰り道、私はとても無神経だったと反省し、２ヵ月後、Ｙさんの通われている施設の近くまで行く用事があったので、駅の中のお店で"鶏の照り焼き"と、"クリームチーズ・バジル・チキン・トマト"の２種類入りのサンドウィッチを買って、"私のお昼の食事のついでに"と、Ｙさんの分もミキサーごはんを作り、冷蔵庫に入れておきました。（これも私のお節介ですね）

Ｙさんは「あとでいただくね」と言ってくれ、そして続けて「まだ自分は固形の食事にこだわっていたいんだ、正直飲み込めていた頃の自分からまだ気持ちが切り替えられない、今の自分を受け入れられていない」と、静かにご自分の気持ちを少しだけ聞かせてくれました。

何とかしたい私の気持ちと、でも受け入れることが簡単な事ではないご本人の気持ちも分かります。

どんどん痩せていくＹさんの身体は心配ですが、ご本人が納得する日々を送ることが大切です。

普通に近い形の食事に挑戦し続けるという彼の選択を、遠くからそっと見守っていようと思います。

そしていつか、ミキサーごはんを食べたいと思える日が来たらいいなと思っているのです。

ある方のお話②

　Iさんのお母様が認知症になられ食事を飲み込むことがだんだん困難になり、ご家族としてはなるべく口から食べさせたいという想いから、毎日の食事の食べやすさを考え、食べ物を細かく刻む刻み食からもっと飲み込みやすいミキサー食へと移行されました。

　ご家族と同じ食事を一品一品ミキサーにかけ、わさび醤油や、塩などの味付けになるものを添えて、季節ごとの行事には飾り付けや器を変え、想いを込めた食事を作られていました。

　お母様は、いろいろなことが判らなくなったように見えましたが、きれいに盛り付けられたお料理を目の前に置いたとき、「わぁ〜っ！」と嬉しそうな声をあげられたそうです。その表情を見たIさんは、よかったなぁと思ったそうです。その食事作りはお母様の亡くなる日まで続けられました。

　健康で普通に食事ができる人は何気なく食事をして「甘い」「辛い」「熱い」「冷たい」を口の中で当たり前に感じているので気付きにくいと思いますが、口から感じられる味というのは実は毎日をトキメかせてくれていて、それは意外にも生きる力につながっています。

　ご家族の"美味しく食べてもらいたい"という想いは、きっとお母様に伝わっていたと思いますし、何よりもその想いこそが栄養になると私は思います。

　※認知症の中期以降は集中力がなくなって今まで無意識にしていた動作をコントロールできなくなり、誤嚥をしたり飲み込むという行為の理解が難しくなるようです。

ミキサーおせち

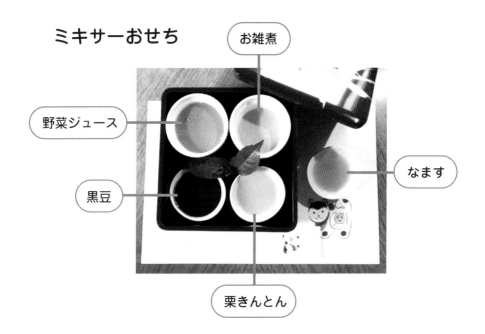

お雑煮

野菜ジュース

なます

黒豆

栗きんとん

ある方のお話③

　知り合いのＳさんは筋疾患で２４時間介助のサポートを受けながら１人暮らしをされています。とてもお料理が上手な方なのですが、病気の進行から胃腸の機能が低下し、入院を長くされた後に胃ろうをつくられました。

　退院後、お部屋に遊びに行ったときに、彼女は以前と変わらず私の為に鍋料理を用意しふるまってくれました。

　Ｓさんは胃ろうになったからといって味覚を失ったわけでも食欲がなくなったわけでもなく、Ｓさん自身は口からの食事ができないというだけで、今までの彼女とは何も変わりません。自分が食べられなくても、誰かのために料理をふるまうことはできるのです。

　Ｓさん自身は口からの食事ができないけれど、私のためにご飯を作ってくれる、そのＳさんの相手への想いや、もてなそうとしてくれている気持ちが嬉しくて私自身も心から答えたいと思い「ありがとう、すごく美味しいね！」「これどうやって作るの？」「あなたが作る料理はいつも凝ってるよね！」と楽しく会話しながらミキサーにかけて美味しくいただきました。

　友人の思いのこもった料理を囲んで一緒に過ごす時間はとても温かかったです。

　彼女が料理を作って私を招待してくれたのは、誰かに何かをしてあげたい、自分が食べられなくても誰かと一緒に食事の時間を過ごすことに価値を感じているからだと思います。

　一般的には飲み込みができない状態になると、医療では胃ろうや流動食などに移行という流れになるでしょう。

　医療にはスピーディーさも必要だと思います、そして総合的にその方の病状を診て、それが最善の策ならば仕方ないと思います。

　ただ、私は口からの食事という方法で栄養を摂ることを最優先に考えてもらいたいと強く思っています。

　移行するにあたって、戸惑いや恐怖、将来の不安を感じている本人や家族に対しての細やかな聞き取りの過程を飛び越えることなく、私たちが美味しく食べることを諦めなくてもいいよう、丁寧な治療がされていくことを願っています。

　※胃ろうとは身体機能が低下した人が栄養を補給するための医療措置で、胃に直接穴をあけチューブを入れること。病状によっては口からの食事と併用することも可能。

おわりに

　ミキサーごはんについて、私のことを中心に、「食」への思い、レシピ、知人のエピソードなどをお伝えしてきました。

　まずは、美味しいミキサーごはんが作れることをいろいろな人たちに知っていただくというのが私の一番の目的です。

　私にできることは「食べられない」ことで本人や周りの人たちが落ち込んだり悩んだりすることなく自然に受け入れられるような社会になるために、ミキサーごはんを少しでもプラスのイメージに変えていく当事者としての小さな活動だけです。

　食べられないことで悩んでいる人は意外に多いと思います。

　この本が、そのような人たちのことを少しでも考えてもらえるきっかけになることを心から願っています。

　最後になりましたが、私の食事作りを含め日々の生活の支援をしてくださっている介助者の皆さんには、この本づくりのために買い物、調理、写真や動画撮りまでのすべてをご協力いただき、本当にありがとうございました。

　いつも温かく見守ってくれている両親と友人たちにも感謝しています。

　また、外出用装置を試作し、外での食事の可能性を広げてくださったエンジニアの故・宮崎信次さんに感謝いたします。

　そして、出版にあたって終始企画・アドバイスをくださった（株）鳥影社の北澤晋一郎様と編集室の皆様に、厚くお礼を申し上げます。

藤原美紀

あとがき

～本作りのスタートは
　全員揃った屋台の食事から～
土方裕美

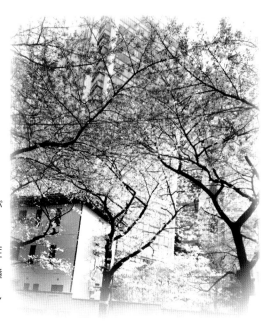

　6年ほどかけてできたミキサーごはんの本が
やっと完成しました。骨に症状が出る私には、
筋肉に症状が出ることによって嚥下障害を発症
するとは、初めて聞くことであり、お互いの障
害については知らないことばかりなのを実感し
た年月でした。

　その数年前にファッションを通して藤原さん、岩波君代さんと出会い、時々3人で食事を
していた頃の藤原さんは、お店ではスープだけ頼んで、介助者からゆっくりと口元へスプー
ンを運んでもらって食事をしていました。それをきっかけに、藤原さんが日常生活ではミキ
サーを使いこなしているのに、外食ではミキサーのコンセントが利用できない問題があると
分かり、岩波さんの研究心に火が点いたように感じました。ある日、岩波さんの知人が研究
を重ねて試作した、バッテリー感覚で使える小型の外出用装置が届き、藤原さん、私たち、そ
の装置を造った宮崎さんと、屋台でそれぞれ好きな食べ物を注文し、藤原さんはさっそくその

装置を使って、注文したパエリアをミキサーに
かけて、みんなとお花見をしながら食べるとい
う、藤原さんの念願が叶った時がありました。
それは、まるで全員の念願だったかのような楽
しい時間でした。薄曇りで冷たい春風が吹き、
狭い歩道に残った少しの雪で車椅子のタイヤ
が空回りしたりバランスが崩れたり、車椅子で
移動するには向かない日だったということより
も、感動が記憶に残っています。

　その頃、正式に本を作ることが決まり、私は
エピソードなどの校正を担当しました。

　そして、自然と3人で役割分担して本作りが
進んで行ったように思います。

　コロナ禍前まで私たちは、あらかじめ藤原さ
んが予約をしてくれたお店で食事をしながら打
ち合わせをしました。外国人が経営するお店で

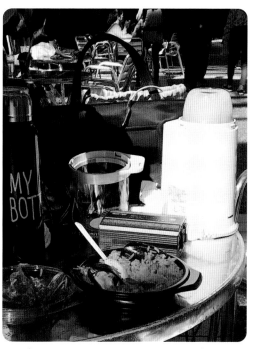

パエリアをミキサーにかけているところ

は、快くコンセントを貸してくれたり、ミキサーを使用させてくれます。日本人が経営する
お店では、ミキサーをかけるときに店長さんがそっと様子を見た後に、安心した表情を浮か
べたのを見たことがあります。その時は3人とも嬉しくなりました。そういうことをきっか
けに、次々と本に載せるアイディアが浮かんで来るのです。

　それまでも藤原さんが飲食店を訪れては事情を話し、お店側と交渉をするけど、「決まり
だから」「他のお客様に迷惑だから」と断られることが多いと聞いていました。私も身体に
障害があるので、別の種類のお店などで同じような言葉で断られたことがあります。何度経
験しても慣れないもので、だんだん同じような場には近づかなくなっていきます。それなの
に藤原さんは、毎回私たちの打ち合わせに居心地のいいお店を予約してくれるのですが、そ
の原動力になっているのが、「食事は人と人をつなげる」という気持ちなのだと思います。

　この本を作りながら「当事者の作るレシピが教科書になればいいのに」とよく話しました。
当事者の問題を、当事者ではない専門家が教えていたら問題の本質へは辿り着かないと思い
ます。この本には、当事者だから分かること、食事をミキサーした本人だから気付いたこと、
嚥下について意見を出し合って確信したことがたくさん書かれています。もし自分や側にい
る人が食べ物を飲み込めなくなったとしたら、この本をぜひ読んで欲しいと思います。そう
でなくても読んでもらえたら、きっと発見があると思います。情報過多の時代と言われます
が、まだ世の中に一つしかない本です。

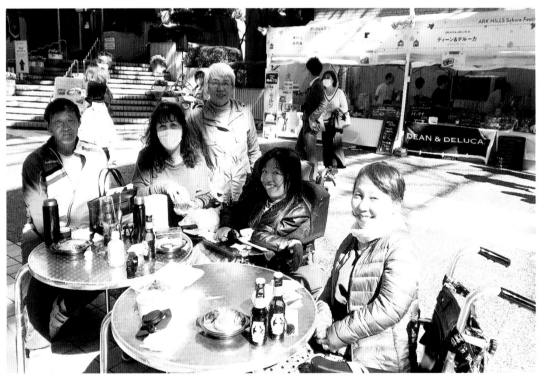

六本木アークヒルズのグルメ屋台前で、みんなでお花見

～気持ちがよろこぶ食事をめざして～
岩波 君代

　藤原美紀さんと出会って何年たったでしょうか。

　その頃の藤原さんの印象は、やりたいことがたくさんありそうな感じの方だな、というものでした。

　初めの頃は、「野に咲く小さな花が好き」と言いながら、描いた絵をたくさんみせてくれ、いつも個展に誘って下さいました。

　またある時、月１回車いす利用の方たちを中心としたファッションコーディネートの会が３年ほど続いたことがあります。月ごとに決められたコーディネートテーマをきっちりかっこよく決めてきていた藤原さんは、とてもおしゃれ上手でいつも目がキラキラ輝いていました。

　着たい服を着る、履きたい靴を履く、行きたいところに行く、会いたい人と会う、など誰もが当たり前にやっていることが、かつての藤原さんにとってどれだけ叶わない夢であったか、しかもそれをあきらめずに頑張って叶えてきていることをいろいろな場面を通して知りました。

　そんな藤原さんのことで、一つだけ気づけなかったことがありました。それは「食べること」でした。

　例えばランチタイムに外で会う時、お店は藤原さんの気に入ったところにお任せしていたつもりでしたが、食事をするのは私だけで、藤原さんが頼むのはいつもお茶やスープでした。その頃の私は、藤原さんの食事のことは何も知らないまま、なぜだろうと少し気になりながらも、特に聞くことはありませんでした。

　ある時、藤原さんの日々の食事の話を聞いて衝撃をうけました。まずその日に食べたい食事を考え、しっかり作り、その上でそれをミキサーにかけて飲み込みやすくし、かつ美味しく食べているとのことでした。

　藤原さんが外食するためには、注文したものをミキサーにかけなければ食べられなかったこと、食べたいものでなければ食べる気持ちになれないことを知ったと同時に、それまで自分の考えが及ばなかったことを情けないと思いました。

　人にとって食事とは、"身体のために栄養をとる"ことはもちろんですが、"心のために美味しさを味わう"こともまったく同じだけ大切であることを教えられました。ともすると美味しいということは贅沢のように思われがちですが、食が細く体力がない人にとってはなおのこと大切な心と体の栄養になるものと思います。

　あるとき、藤原さんの食生活のことを知りたくて、一緒にフランス料理のお店に行ったことがありました。それは、外食を食べやすくするためにお店側にどのような配慮をしてもらえるのかを知りたかったからです。そのお店では頼んだ食事を飲み込みやすくミキサーしてもらえるか、あるいはミキサーを持ち込んでよいかを尋ねたところ、食事はこちらで食べや

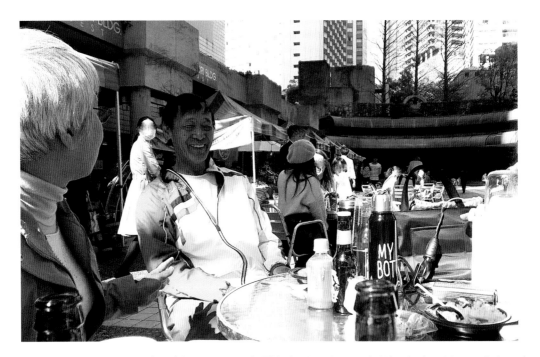

　すくミキサーするのでお店に任せてほしいと言われました。また別のお店では、できないと断られました。また別のお店では、他のお客さんから離れたところのコンセントを使用してミキサーをかけるのであればどうぞということでした。

　また、建物の中のお店はもちろん、公園、海辺、お祭りなどでよい匂いがしてくる焼き鳥屋さんでもミキサーが使えればその場で食べられ、生活の楽しみがさらに広がると思い、外出した時にもその場でミキサーが携帯バッテリー感覚で使えるような装置があったらと思いつきました。市販バッテリー、市販インバーターを利用して藤原さんが使っているミキサー専用の手作り装置および充電器の試作を、運よく知人のエンジニアの宮崎信次氏が試作することを承諾して下さいました。この試作装置は、いろいろな食べ物で何回もの成功と失敗を繰り返しながらなんとか作り上げられたもので、今でも便利に使えており、思っていた以上に藤原さんの生活圏を広げてくれています。たとえば、災害による避難所に行ってみんなと同じ配給のお弁当とお水をもらっても、この装置でミキサーを動かせれば避難所の食事も不可能ではないことまでわかってきました。

　飲み込みが困難な人でも、個々に合わせた環境を用意さえすれば、望む食事をすることが可能なのです。そのことを証明してくれたのが藤原さんでした。

　藤原さんの食事に対する強い思いやたくさんのレシピが書かれたこの本は、長年、藤原さんが信念のもとに実行してきていることが書かれたものです。飲み込みが困難な人にはもちろん、気持ちがよろこぶ食事をみんながめざせるように、これからの時代には幅広くだれもが知っていてほしいという願いも込めて、土方裕美さんと私の三人で手掛けたものです。

　そして今は亡き宮崎信次氏ですが、藤原さんのために製作して下さったこの試作装置の機能が、いつか「携帯バッテリー」として開発、商品化され、だれにとっても当たり前に持ち運べる調理器具となる時代がきてくれたら、きっと喜んでくれることと思います。

〈著者プロフィール〉

藤原美紀　ふじわら みき

生まれつき筋肉が徐々に衰えていく脊髄性筋萎縮症(SMA)という障害があり、家庭の事情で2才半から28才までを長期療養型施設で過ごす。
嚥下障害によりミキサーを使って食事を摂る。
現在さいたま市で24時間ヘルパー派遣を利用し、一人暮らしをしている。

土方裕美　ひじかた ひろみ

10歳からの若年性関節リウマチにより19歳で歩行困難になり桑沢デザイン研究所中退。
全身関節の激痛と共に重症化し歩行不可に。薬副作用の記憶障害や社会的隔絶からの対人恐怖症を克服する為ボランティア活動する傍ら、自立生活をする障害者から情報を得て、東京で24時間ヘルパー派遣を利用し一人暮らしを始める。
障害者ファッションを勉強中に岩波さん、藤原さんと出会う。

岩波君代　いわなみ きみよ

1948年生まれ。
1971年から東京都保健福祉局の旧東京都補装具研究所福祉技術職研究員として25年、その後、旧(財)東京都福祉機器総合センター展示相談員として7年、主に障がい者・高齢者の衣服、靴、排泄などの課題解決について担当。
退職後、福祉技術研究所(株)において、個別相談、企業のコンサルタント、福祉用具関連の講習会講師、普及活動などを行い現在に至る。

みきのミキサーごはん
みんなと一緒においしいごはんが食べられる
食べたかったものをおいしく食べる

2024年7月29日初版第1刷発行
2024年9月 6日初版第2刷発行
著　者　藤原美紀・土方裕美・岩波君代
発行者　百瀬精一
発行所　鳥影社 (www.choeisha.com)
〒160-0023 東京都新宿区西新宿3-5-12トーカン新宿7F
電話 03-5948-6470, FAX 0120-586-771
〒392-0012 長野県諏訪市四賀229-1 (本社・編集室)
電話 0266-53-2903, FAX 0266-58-6771
印刷・製本　シナノ印刷